U0332199

AME 便民就医指引系列图书 13B001

海军总医院胸外科便民就医指引

主　编：龚太乾

副主编：谭晓骏　宋伟安　王振华

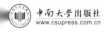
中南大学出版社
www.csupress.com.cn

AME
Publishing Company

图书在版编目（CIP）数据

海军总医院胸外科便民就医指引 / 龚太乾主编 . —长沙：中南大学出版社，2018.8
ISBN 978 - 7 - 5487 - 3319 - 5

Ⅰ . ①海 Ⅱ . ①龚... Ⅲ . ①医院—介绍—北京②胸腔外科学—基本知识 Ⅳ . ① R199.2 ② R655

中国版本图书馆 CIP 数据核字（2018）第 174539 号

AME 便民就医指引系列图书 13B001

海军总医院胸外科便民就医指引

HAI JUN ZONG YI YUAN XIONG WAI KE BIAN MIN JIU YI ZHI YIN

龚太乾　主编

□丛书策划　郑　杰　汪道远　廖莉莉

□项目编辑　陈海波

□责任编辑　陈　娜　陈海波　董　杰

□责任校对　石曼婷

□责任印制　易建国　潘飘飘

□版式设计　林子钰　胡晓艳　朱三萍

□出版发行　中南大学出版社

　　　　　　社址：长沙市麓山南路　　　邮编：410083

　　　　　　发行科电话：0731-88876770　　传真：0731-88710482

□策 划 方　AME Publishing Company 易研出版公司

　　　　　　地址：香港沙田石门京瑞广场一期，16 楼 C

　　　　　　网址：www.amegroups.com

□印　　装　天意有福科技股份有限公司

□开　　本　787×1092　1/44　□印张 4.5　□字数 146 千字　□插页

□版　　次　2018 年 8 月第 1 版　□2018 年 8 月第 1 次印刷

□书　　号　ISBN 978 - 7 - 5487 - 3319 - 5

□定　　价　50.00 元

主编：

龚太乾　中国人民解放军海军总医院胸外科

副主编：

谭晓骏　中国人民解放军海军总医院胸外科
宋伟安　中国人民解放军海军总医院胸外科
王振华　中国人民解放军海军总医院胸外科

编委（按姓氏笔画排序）：

王　倩　中国人民解放军海军总医院胸外科
王　萍　中国人民解放军海军总医院胸外科
王丽娇　中国人民解放军海军总医院胸外科
王振华　中国人民解放军海军总医院胸外科
文　锋　中国人民解放军海军总医院胸外科
东　海　中国人民解放军海军总医院胸外科
刘军强　中国人民解放军海军总医院胸外科
李　军　中国人民解放军海军总医院胸外科
李学昌　中国人民解放军海军总医院胸外科
谷金玲　中国人民解放军海军总医院胸外科
宋伟安　中国人民解放军海军总医院胸外科
张静文　中国人民解放军海军总医院胸外科
范博士　中国人民解放军海军总医院胸外科
尚立群　中国人民解放军海军总医院胸外科
岳彩迎　中国人民解放军海军总医院胸外科
金慧玉　中国人民解放军海军总医院护理部
赵志菲　中国人民解放军海军总医院胸外科
赵嘉华　中国人民解放军海军总医院胸外科

查　鹏　中国人民解放军海军总医院胸外科

陶　莎　中国人民解放军海军总医院胸外科

龚太乾　中国人民解放军海军总医院胸外科

谭晓骏　中国人民解放军海军总医院胸外科

便民就医指引系列图书序言

在就医流程上，患者到大医院看病经常会遇到"三长一短"的问题，即挂号排队长、缴费排队长、取药排队长及看病时间短。为了破解这些难题，近年来，移动医疗在改善就医体验中扮演了非常重要的角色。目前，多家医院提供了App挂号、自助机缴费、自动发药机等多种便民措施，优化了就医流程，使患者看病更省心、省力，患者不再需要长时间地排队挂号、缴费、取药，极大地优化了患者就医体验。

但是，依靠移动医疗等互联网技术仅仅能够解决就医环节中的部分难题，在现实的就医过程中，医务人员仍会面对各式各样的压力，还要处理许多繁杂而琐碎的日常事务，所以，难以事无巨细地给每一位患者解释各种医学知识，而医学作为一门高度专业化的学科，患者在就医过程中难以避免地会遇到很多专业问题。

然而，当前社会，可靠的医疗资讯并不是简便易得的。人们在获取信息时可能会面临多种阻力：高质量的医疗资源供不应求、大型医院门诊医患沟通时间短、患者科普教育资料普遍稀缺、商业化背景下医疗欺诈与虚假广告盛行、民间流传的谣言泛滥、相关负责的商业机构和政府部门监管不足，等等。公众希望能获得可靠的信息，但是，通过各种媒介接触到的信息质量良莠不齐，常常自相矛盾。

针对以上问题和挑战，AME精心组织策划了这套"便民就医指引"系列图书，邀请临床一线的医护人员，以科室团队为单位，向公众全面介绍其科室接诊患者、住院、治疗、出院等各个环节，让患者就诊的时候少走弯路。同时，书中还有一些医护人员的谆谆教导和患者康复之路的经验分享，希望能够借此给患者在就诊过程中多一些勇气和信心。诚如特鲁多（E. L. Trudeau）医生所言，"有时去治愈，常常去帮助，总是去安慰（To cure sometimes, to relieve often, to comfort always）"。

最后，需要声明一点，这套"便民就医指引"系列图书不是万能的，也许只能帮助到一小部分人在就医过程中的一小部分环节。当然，即使是前进一小步，也值得我们为之全力以赴。

"便民就医"是一个系统工程，需要大家一起共同努力，最终实现全民便民就医。

汪道远

AME出版社社长

目　录

第一部分

团队展示

第1章 医院简介

中国人民解放军海军总医院（以下简称海军总医院）于1954年经周恩来总理批准组建（图1-1~图1-2），经过60多年的发展，目前已建设成为一所集医疗、教学、科研、保健、预防为一体的大型现代化军种总医院，是1994年首批获评的军队三级甲等医院。医院现占地面积约10.4万平方米，总建筑面积36万平方米，医疗设备总值10亿元；设置有55个专业科室，展开床位1 776张，年门急诊量160余万人次，年手术量1.5万例次。重点学科包括高压氧科、神经外科、耳鼻喉科、眼科、航海航空医学中心等5个国家临床重

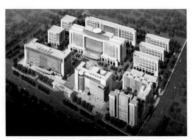

图1-1 海军总医院全景图

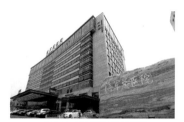

图1-2　海军总医院外科楼

点专科，1个全军神经外科研究所，4个全军医学专科中心，腰椎间盘、结节病和视光学疾病3个全军专病中心，以及全军海战伤救治研究重点实验室。医院是军事科学院、解放军医学院、海军军医大学、南方医科大学等多所高校的临床教学医院，现有博士后科研流动站1个、博士学科点27个、硕士学科点64个。"十一五"国家科技规划实施以来，医院共承担国家高技术研究发展计划（863计划）重大项目、国家重点研发计划、军队后勤重大专项等国家及军队课题245项，获得国家和军队各类奖项60个。

先后完成海河、淮河、黄河抗洪救灾，邢台、唐山、汶川抗震救灾，抗击"非典"，抵御禽流感，赴柬埔寨、菲律宾开展人道主义救援，以及护航行动、"环太平洋"联合军事演习（以下简称环太军演）、"和谐使命"系列医疗服务等重大任务。医院7次被评为"全军为部队服务先进医院"，先后涌现出"党的好女儿"冯理达，全国道德模范、国际南丁格尔奖获得者王文珍和全国抗震救灾英雄集体等一大批先进典型。

（谭晓骏，金慧玉）

第2章　科室简介

　　海军总医院胸外科始建于1978年，2009年单独成立病区，现展开床位40张，工作人员33人，其中医生13人，护士19人，技师1人。全科共有主任医师1人，副主任医师4人，主治医师6人，主管护师5人；博士6人，硕士4人，硕士生导师2人。科室医疗技术力量雄厚，医护队伍临床经验丰富，技术精湛（图2-1~图2-2）。

　　胸外科年门诊量3 000余人次，年住院患者1 000余例，年手术患者400余例，能够高质量完成各类大型疑难复杂

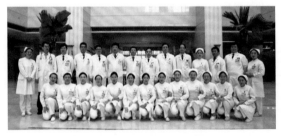

图2-1　海军总医院胸外科医护团队

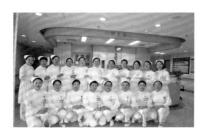

图2-2 海军总医院胸外科护理组

胸外科手术，微创胸外科位居军内和国内先进行列。近年来，注重医学科研工作，先后在国际国内专业杂志发表论文60余篇，其中SCI收录论文10余篇，获北京市科学技术奖三等奖2项，全军科学技术进步奖2项，获得国家自然科学基金1项、省部级以上课题8项。

科室在胸部疾病的微创外科治疗上形成5大特色技术：

（1）食管疾病的微创外科治疗：胸腹腔镜联合食管癌三野淋巴结清扫术治疗早期食管癌，胸腹腔镜挽救性食管癌切除术及根治性放化疗后食管癌不缓解和复发，腹腔镜下保留迷走神经的食管切除术胃代食管术治疗不需行淋巴结清扫的早期食管癌，完全胸腹腔镜食管癌切除食管胃胸内吻合术治疗侵及食管超过3 cm的食管胃交界部腺癌，腹腔镜辅助近端胃大部切除术后限制性双通道空肠重建术治疗侵及食管不超过3 cm的食管胃交界部腺癌，完全腹腔镜下食管贲门肌层切开术、食管裂孔疝修补术和各式胃底折叠术治疗贲门失弛缓症、食管裂孔疝和胃食管反流病。

（2）单孔胸腔镜肺部疾病的微创外科诊治：常规开展基于术前CT引导下带钩钢丝针（Hook-wire）定位的单孔胸腔

镜精准亚肺叶切除诊治肺部小结节，单孔胸腔镜结合无管胸外科技术肺大泡切除术治疗自发性气能达到 24 小时出院的日间手术要求，单孔胸腔镜肺减容术治疗重度肺气肿，单孔胸腔镜肺段切除纵隔淋巴结采样术治疗小于 2 cm 的早期肺癌，单孔胸腔镜肺叶切除联合系统性淋巴结清扫术治疗早中期肺癌，单孔胸腔镜下心包内全肺切除、支气管袖式肺叶切除和支气管肺动脉双袖式肺叶切除等复杂手术。

（3）单孔胸腔镜纵隔胸膜疾病的微创外科诊治：单孔胸腔镜下扩大胸腺切除术治疗胸腺瘤和重症肌无力，单孔胸腔镜结合无管胸外科技术纵隔囊肿和肿瘤切除术、食管平滑肌瘤切除术，交感神经链切断术治疗手汗症，内脏大神经切断术治疗顽固性疼痛，纵隔活检术、胸膜活检术、心包开窗术等能达 24 小时快速出院。

（4）胸壁疾病和胸部战创伤外科的微创诊治：单孔胸腔镜辅助下漏斗胸微创矫正术（NUSS）和微创胸骨沉降术（反 NUSS 手术）治疗胸壁畸形，单孔胸腔镜下诊治血气胸和早期血胸及脓胸廓清术，单孔胸腔镜辅助下肋骨骨折内固定术等。

（5）基于微创的胸部疾病加速康复外科技术：开展胸部肿瘤的筛查，发现早期患者，早期进行微创手术诊治；开展胸部肿瘤的新辅助治疗，使中晚期患者降期后接受微创手术治疗；开展晚期胸部肿瘤患者的微创姑息手术治疗，提高患者生存质量，延长生存时间。在微创外科的手术基础上，常规开展术前运动、心肺功能康复训练、围手术期营养支持、围手术期多模式镇痛、术后无管或早期拔管、术后早期下床活动、术后早期经口进食等快速康复措施以减少术后并发症，降低住院费用，缩短住院时间，最终达到早日康复出院。

　　2018年，我们还开展了更加精准微创的达芬奇机器人辅助微创胸外科手术，以进一步减少术中出血、减轻术后疼痛，结合无管胸腔镜微创外科技术和日间手术管理方案，进一步提升加速康复外科理念，促进患者早日康复。

　　胸外科团队始终坚持"以患者为中心"的理念，以保证患者安全为基础，用我们精湛的技术为患者减轻病痛是我们不懈的追求！

（龚太乾）

第3章 团队风采

第1节 龚太乾：将"微创"进行到底

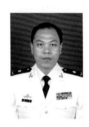

龚太乾，海军总医院胸外科主任，医学博士，副主任医师，硕士研究生导师，中国抗癌协会肿瘤营养与支持委员会营养通路学组副组长，中国医药教育协会胸外科分会常委，中国医学促进会胸外科分会委员，中国医学促进会肺癌预防与控制分会委员，北京医学会胸外科分会委员。熟练掌握胸外科常见病、多发病的诊治与疑难急危重症的救治。紧跟国际胸外科前沿发展动态，将微创外科和快速康复外科理念广泛融入胸部外科临床实践。连续6年在全国胸心血管外科年会大会发言介绍微创食管外科、肺外科相关研究，参编首部《食管癌根治术胸部淋巴结清扫中国专家共识》，并多次在全国微创食管外科巡讲中介绍食管癌的微创三野淋巴结清扫术。

擅长食管癌的个体化微创外科治疗，包括腹腔镜保留迷走神经的早期食管癌切除术、胸腹腔镜食管癌三野淋巴结清扫术、新辅助放化疗后胸腹腔镜食管癌切除术和胸腹腔镜挽救性食管癌切除术、胸腹腔镜Ivor-Lewis Siewert Ⅰ型食管胃交界部腺癌切除术、腹腔镜

8

辅助根治性近端胃大部切除后限制性双通道空肠重建术治疗Siewert Ⅱ型食管胃交界部腺癌、单孔胸腔镜肺癌根治术（包括肺段、肺叶和全肺切除及系统性纵隔淋巴结清扫）、单孔胸腔镜纵隔肿瘤切除术（包括扩大胸腺瘤切除、食管平滑肌切除、后纵隔肿瘤切除）等微创胸外科新技术。广泛开展以微创食管癌术后早期肠内营养和单孔胸腔镜术后多模式镇痛为特色的基于微创的围手术期快速康复外科治疗和以个体化外科手术、放化疗和靶向、免疫治疗为基础的胸部肿瘤的多学科综合治疗。

主持国家自然科学基金面上项目、中国博士后科学基金项目、北京市首都临床特色应用研究、海军总医院新业务新技术基金项目等科研课题多项，发表学术论文40余篇（其中SCI收录论文8篇）、主译专著1部、参编专著3部，获中华医学科技进步二等奖、重庆市科技进步一等奖、军队医疗成果一等奖等7项。

（王振华）

在大多数人眼中，龚太乾是一个有些"无趣"的人，不善言辞，也没什么业余爱好。同事半开玩笑半认真地说："他真的是连学车的兴趣都没有，除了工作不会干别的。"

龚太乾，我国首批开展"胸腹腔镜联合根治性食管癌切除手术"的医生之一，"三野淋巴结清扫术""单孔胸腔镜技术"坚定的践行者与推动者，"微创"是他的鲜明特色（图3-1）。

2015年，43岁的龚太乾作为引进人才，从中国人民解放军第三军医大学大坪医院（以下简称大坪医院）调职到海军总医院，任胸外科主任。

一个存满手术录像的2 TB移动硬盘，是这位新任胸外科主任带给科室的"见面礼"，他给科里每位医生都拷贝了

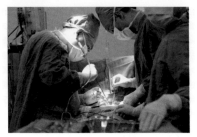

图3-1　龚太乾在手术中

一份，并向医院要求买一台带录像功能的高清腔镜，方便大家将手术录下来，反复观看。自此，他的个人特色逐渐成为科室特色。

龚太乾坦言，自己很幸运，乘上了微创时代的顺风车。在他看来，"微创"的核心并不是技术，而是理念——以尽可能小的创伤，达到治愈患者的目的。他说："患者的需求就是医生的追求。"他相信，未来一定会有比腔镜更前沿的技术出现，只要对患者有益，他定然会去追逐。

1　潜心临床，精益求精

147级台阶，是从海军总医院外科楼9层胸外科病房到3层手术室的距离，也是龚太乾手术前的必经之路。周一早上8:30，他走过这段路，进入手术室，一台胸腹腔镜联合食管癌切除术、一台单孔胸腔镜肺癌根治术，是他今天的工作内容。

"手术是一门艺术，需要用心、花时间仔细琢磨。我追求完美，但我知道自己永远做不到完美，因为每一台手术都有可以改进的地方。"

在胸外科领域，胸腹腔镜联合食管癌切除术+根治性淋巴结清扫是难度最高的手术之一，该术式涉及颈、胸、腹3个区域共计16个模块，其复杂程度约等于一台微创肺癌手术的3倍。而在龚太乾这里，对该术式却早已驾轻就熟。

只见他先切开纵隔胸膜，依次游离奇静脉、食管……手术中，龚太乾话少，一双眼睛专注地盯着屏幕中的操作区域，手上操作不徐不疾，稳健而精准。空荡的手术室里，麻醉仪器发出规律的"嘀嘀"声。

仔细观察不难发现，手术中，龚太乾更换手术器械的频率极低。他会先将需要用到"电钩"的操作一口气完成，再更换成"超声刀"，由于不用频繁更换器械，使得他的手术时间大大缩短，而手术的时间也与患者的预后息息相关（图3-2）。

"龚主任很少着急，因为他心里有谱儿。""感觉对龚主任来说，手术好像没什么难点，做得都挺顺利。"在合作近两年的手术室护士们看来，龚太乾就像一根定海神针，虽然安静，但只要有他在，大家就很放心。

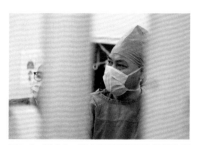

图3-2　手术中，龚太乾双眼紧盯胸腔镜电视屏幕，神情异常专注

台上一分钟，台下十年功。龚太乾的这份"有谱儿"，离不开他背后付出的努力。曾经，为了熟悉电钩与超声刀的操作，他把能找到的产品使用视频都看了，相关文献也是反复阅读。比如"超声刀的九阴真经"，他几乎是烂熟于心。"我印象最深的是，'超声刀0.5 cm，电钩1 cm'。"龚太乾解释，超声刀的温度是150 ℃，与重要神经要保持0.5 cm距离，以防止神经热损伤；电钩的温度是350 ℃，与重要神经则要保持1 cm的距离。"超声刀刀刃的宽度刚好是0.5 cm，是很好的参照物。"

"手术是一门艺术，需要用心、花时间仔细琢磨。"龚太乾说："我有时候会将以前做手术的录像翻出来看看，反复琢磨哪里做得好，哪里还有不足，这是手术进步的一个重要因素。"

在这种精益求精的钻研精神下，龚太乾微创食管癌的手术时间从2011年的平均303分钟，减少到2017年的平均195分钟，用时缩短1/3；手术出血量也逐渐减少，从平均236 mL降至平均122 mL，减少近一半。

手术之外，龚太乾会用大量的时间阅读最新的医学文献。胸外科副主任医师李学昌表示："他善于钻研，业余时间都用在研读文献上了，恨不得把时间全都铺在医疗专业里。"对此，胸外科副主任医师宋伟安也有同感："我们总能见到他在办公室看文献，看到好的文献，他就随时分享给我们，让我们时刻注意学习（图3-3）。"

胸外科护士长谭晓骏笑言："跟主任查房得带个小本本，因为他会讲很多东西，比如最新的国际标准等，我们能学到很多。有时候发现有临床研究价值的问题，他当即就说，'护士长，这个你们可以作为研究课题'。"

"医学发展日新月异，跟不上节奏就会被淘汰。"龚太

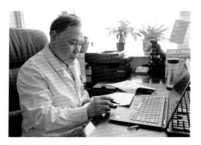

图3-3　有些文献，龚太乾会打印出来仔细阅读，目前，他电脑中存储的文献加书籍约有15 GB大小，对于国内外研究的最新进展、相关统计数据，他信手拈来

乾认真解释道。

2　大风越狠，我心越荡

"对于晚期食管癌患者，只要有一丝希望，就不能放弃，要有信心，也要有底线。"

不得不承认，一个人的职业成长曲线，与自身性格息息相关。

龚太乾的爷爷是一位老中医，从小耳濡目染，因而在高考填报志愿时，他下意识地填报了几个医学专业，自此走上了从医之路。

1988年，17岁的龚太乾以全班第一的优异成绩考上泸州医学院（现西南医科大学）。然而，第一学期他却遭遇了学业"滑铁卢"，挂了一门功课——基础化学。"基础课太枯燥了，全是背的，我就特别不愿意学。"当时，一个年级250多名学生，龚太乾的成绩在200名左右徘徊。

　　而进入临床之后，这一情况发生了翻天覆地的变化。临床医学充满了不可预知性与挑战性，这深深地吸引了龚太乾，用他自己的话说，"一下就对医学感兴趣了"。

　　1993年，龚太乾到泸州医学院附属医院心胸外科实习，跟的第一台手术，就是胸外科手术。当时的胸外科手术创伤大、风险大、手术时间长，班上一起实习的女同学都不太愿意上台，龚太乾却自告奋勇，兴致勃勃地上台拉钩。至今，他还清楚地记得，那台手术，他一站就是8个小时，却丝毫不觉疲惫。

　　"可能我的性格就是这样，喜欢不断挑战自己。"找到了兴趣点，龚太乾的成绩可说是一日千里，到本科毕业时，他的年级排名已跃居前几名。据悉，他那一届毕业生有250人，只有7个人考上了硕士研究生，龚太乾成为其中宝贵的一员。1994年，他以优异的成绩考了陆军军医大学（第三军医大学），师从我国著名胸外科专家蒋耀光教授。

　　目前，"挽救性食管癌微创手术"是海军总医院胸外科的一大特色。很多其他医院不敢或不愿意收的晚期患者，抱着最后一线希望找到这里。接诊这类患者，医生需要一定的勇气与底气，而龚太乾的底气，离不开在第三军医大学大坪医院学习工作期间打下的扎实的食管外科基础。

　　"研究生阶段，我一直跟随蒋教授开展食管疾病与消化道重建方面的临床研究，积累了不少经验。"另外，蒋耀光教授本人迎难而上、敢于挑战自我的精神，也给龚太乾带来不小的触动。"蒋教授就喜欢钻研疑难疾病，很多旁人认为不可能成功的手术，只要患者下定决心，他就不轻易放弃一丝可能，勇敢去做。"

　　蒋教授的言传身教直接影响着后来的龚太乾。来到海军总医院后，他曾经收治过一位72岁的食管癌患者，患者根治性放疗后肿瘤复发，先后就诊于北京市多家医院，均被拒绝再次手术治疗。经人推荐，患者家属找到了龚太乾，表达了强烈的手术意愿。经过全面评估，他认为患者具备进行手术的基础，但首先要进行营养支持。

由于长期吞咽困难，患者严重营养不良，刚到医院时，一米六几的身高，体重仅40 kg。在进行一周营养支持后，情况显著好转，已具备了手术的条件。

手术前一天晚上，龚太乾在自己脑中进行了一次手术流程模拟，"我心里有底，即使出现最坏的情况，我也有应对预案"。

该手术最大的难点是肿瘤和周围组织边界不清晰，尤其是肿瘤和主动脉的界限，稍不留神就会造成大出血。龚太乾在做胸腔部分食管分离时，仔细再仔细，先把最清楚的界限勾勒出来，再行食管胃部分切除、食管颈部吻合术。比平时多花了1小时的时间，最终手术获得成功。术后患者恢复良好，术后3周出院。

目前，海军总医院胸外科以微创手术方式开展食管癌挽救手术在国内处于领先地位。龚太乾表示，做这类手术，要"有信心，也要有底线"。这个底线就是，永远在心中为最坏的结果做好充分准备。

3　三野清扫，微创先行

"'永远向前走，否定到最后'是樊代明院士的名言，他鼓励我们，要勇于提出问题，发现问题。遇到问题，首先想到的不应该是放弃，而是思考如何解决问题，改进技术。"

作为我国首批开展胸腹腔镜联合根治食管癌手术的医生

之一，近年来，龚太乾在国内不遗余力地推动着食管癌手术三野淋巴结清扫术。他坦言："微创，一定程度上说也是方便做三野淋巴结清扫。"

为什么如此执着？他讲了两位患者的故事，这对他的从医生涯影响非常深远。

1999年，刚刚研究生毕业的龚太乾，曾在大坪医院管理过一位食管癌术后患者，手术很成功，但一年半后，患者不幸去世，死因是隆突下淋巴结转移；2006年，龚太乾的岳父被检查出罹患食管癌，并接受了食管癌外科手术。遗憾的是，没过多久，癌症复发并侵犯到气管，一年零九个月后，岳父去世，死因同样是隆突下淋巴结转移。

"医学永远不是完美的，这种情况在当时的临床上并不少见。但我不能接受，我觉得一定有需要改进的地方。"龚太乾说。

实际上在10年前，日本食管癌切除术的手术病死率已降至1%、5年生存率超过50%；而在中国，5年生存率不到30%，两者相差近一倍，原因何在？龚太乾表示："我认为很大程度上是淋巴结清扫程度的差异造成的。"

然而，清扫淋巴、脂肪组织不是简单地切除就行，而是在不损伤相关血管神经脏器的前提下，把淋巴、脂肪组织剥离下来，这一过程成为食管癌手术的一个难点。而腔镜技术能令手术视野更清晰，提高淋巴结清扫效果与安全性（图3-4）。

2009年，龚太乾来到第四军医大学西京消化病医院做博士后研究，在院长樊代明院士的支持下，开始做微创食管癌外科研究。无巧不成书，当时西京消化病医院消化一科主任张洪伟教授刚从日本学习腹腔镜胃癌根治手术归来。

"食管癌的淋巴结清扫与胃癌的淋巴结清扫异曲同工，

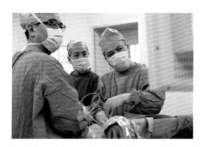

图3-4 龚太乾全神贯注地盯着屏幕，屏幕中，手术操作区域被放大4倍，清晰地呈现在他眼前

只是清扫范围扩大了。"龚太乾说："张教授的胃癌根治手术和甲状腺癌根治手术做得都很漂亮，所以在腹部和颈部的淋巴结清扫方面，我从他身上学到很多。"

但是，对于胸部的淋巴清扫，龚太乾只能自己慢慢摸索。好在，张教授当时从日本带回来4个食管癌三野淋巴结清扫的手术录像，每一个视频龚太乾都看了不下50遍。他笑言："当时西京消化病医院就我一个人做食管癌外科研究，一天也就一台食管癌手术，做完手术后我就看录像，反复琢磨怎么把这个做得更好。"

2009年3月28日，这个日期龚太乾至今记忆深刻。因为这一天，他开展了自己的第一例腔镜食管癌手术。在开展该手术初期，医生普遍面临并发症发生率增加的问题。不少人因此放弃腔镜手术。而在龚太乾看来，在这个阶段，坚持是最重要的，"遇到问题，首先想到的不应该是放弃，而是思考如何解决问题，改进技术。开始做腔镜，就不要轻易放弃"。

在腔镜食管癌手术开展过程中，曾有一个时期吻合口瘘的发生率居高不下。龚太乾统计过在这一时期自己所做的手术中吻合口瘘的发生概率为17%。"太高了，这样肯定不行。"为了对手术进行优化，2013年4月，龚太乾来到复旦大学附属中山医院，观摩食管外科主任谭黎杰教授的腔镜食管癌手术。

在观摩过程中，他发现了一个不同寻常之处：谭教授在做管状胃代食管时，用了5颗钉仓（与切割闭合器配套使用，用于吻合术中的切除、重建），而一般只需要用3颗，这激发了龚太乾的好奇心。"我仔细看了一下，他的管状胃处理得很细、很长，连续看了3台手术后，我心里就有数了。"

实际上，这种"细管状胃"的手术方式早已出现，最初，业内对其理解并不深刻，觉得一颗钉仓费用高达几千元，这样做无疑增加了手术费用。但现在看来，由于细管状胃可以做得很长，颈部吻合时，就可以用器械吻合来代替手工吻合，减少了手术流程，缩短了手术时间，同时能够明显减少吻合口瘘的发生。

龚太乾统计，更新手术方式后，他手术中吻合口瘘发生概率从17%骤降至7%。随着对胃保护、细管状胃理解和认识的逐渐加深，2014—2015年，他所做手术的吻合口瘘发生率降至3%。

为了造福更多医生，提高腔镜食管癌手术的整体水平，2015年，龚太乾翻译了日本安藤畅敏教授的《食管鳞状细胞癌：诊断和治疗》一书；2017年，龚太乾参与了中国抗癌协会食管癌专业委员会《食管癌根治术胸部淋巴结清扫中国专家共识》的制订。目前，龚太乾致力于三野淋巴结清扫与二野淋巴结清扫的对照研究，以证明三野清扫在食管癌根治手术上的优越性。

4 患者的需求，医生的追求

"评判一项技术好坏的根本标准，是患者能否获益。患者的需求，就是医生的追求（图3-5）。"

海军总医院的单孔胸腔镜肺叶切除手术，是龚太乾上任后，逐步发展起来的。

2013年，在上海市肺科医院主办的"全国普胸外科新进展论坛暨国家级继续教育学习班"上，龚太乾首次对单孔胸腔镜技术有了较为详尽的认知。当时他的第一感觉是，这是未来一个发展方向。"道理很简单，原本3个孔解决的问题，1个孔就解决了，在疗效相同的情况下，患者肯定追求更小的创伤。"

作为一个有行动力的人，龚太乾在学习班结束后，立刻来到上海某培训中心，在动物身上模拟操作了一次单孔胸腔镜手术。随后，他购买了4把单孔胸腔镜器械回到大坪医院，2013年11月开始开展单孔胸腔镜手术，成为西部地区最早开展该手术的人之一。

龚太乾解释，传统三孔胸腔镜手术中，最下面这个孔

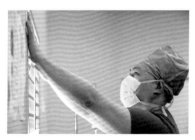

图3-5 术前，龚太乾仔细核对CT片，确认患者肺部结节位置，用时约10分钟

是造成患者术后疼痛的重要原因之一。因为术中腔镜架在患者的胸壁上，反复进出，会把胸壁撬起来，造成肌肉损伤。曾有患者向他诉苦道："完全不敢动，一动就撕心裂肺地疼。"

相比较而言，单孔胸腔镜手术中，助手需要将镜子在垂直方向端起来，而非架在胸壁上，不会撬动胸壁。海军总医院胸外科曾给术后患者做过一个疼痛评分调查，术后3天，三孔胸腔镜手术患者疼痛评分为3.00，单孔胸腔镜手术患者为2.16，虽然评分差不到1分，却有着质的差别——3分以上为中度疼痛，需要给药缓解，而3分以下为轻度疼痛，无需给药。

"新技术的发展，首先要看患者是不是能真正获益，其次要考虑它的安全性，在安全的基础上去开展，绝不能损害患者的利益。"龚太乾说。

目前，单孔胸腔镜技术在医学界仍存在一定争议，质疑主要有两点：一是器械会"打架"，二是视野受限。这两点可能导致手术操作难度增加，手术时间延长。龚太乾表示："推广发展单孔胸腔镜技术，关键是要做到3个'一样'（与传统三孔胸腔镜手术相比），手术时间一样、出血量一样、花费一样。"

为了做到"一样"甚至更少，龚太乾摸索出了八字口诀：一长一短、一弯一直（图3-6）。"一般我习惯左手拿短器械，比如双关节钳、吸引器或者淋巴结钳，右手拿长器械，比如电钩、超声刀。吸引器是弯的，切割闭合器也是弯的，这样多个器械就可以在同一个操作孔操作，而不至于器械'打架'。"另外，随着单孔胸腔镜器械的不断改进，视野受限的弊端也通过30°视角镜得到了解决。

龚太乾透露："2018年，我们准备再买个3D腔镜回来。

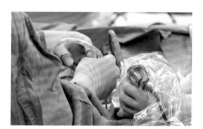

图3-6　一长一短，一弯一直

现在我们的腔镜是放大4倍的，3D腔镜则能够放大8倍，神经血管纤毫毕见，手术就可以做得更加精细，肯定会大大减少我们的喉返神经损伤概率。未来，我们还计划开展单孔机器人手术……"更精细的手术、更微小的创伤，未来的海军总医院胸外科将沿着这个方向大踏步前行。

5　一日点滴

见图3-7~图3-10。

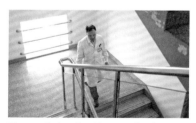

图3-7　每个手术日的早上，龚太乾习惯从9层胸外科病房步行到3层手术室，总共147级台阶。这147级台阶，见证了他来到海军总医院两年多以来，完成的一台又一台高难度手术

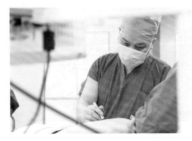

图3-8　手术开始前，龚太乾亲自与护士一同为患者摆放体位、画手术切口，一个个小细节，成就了一台台高质量的手术

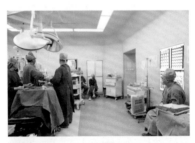

图3-9　第一台手术主要部分结束后，龚太乾（右一）留在手术间，旁观手术

两台手术间歇大约有一个多小时的时间，龚太乾风卷残云一般解决了自己的午饭，被问及"您不休息一下"时，他摆摆手答道："不用，我就在手术室待着。"胸外科副主任医师宋伟安表示："像我们带组医生在做手术时，龚主任大部分情况都会跟台，一般手术他可能就看一下，但如果遇到意外情况，他随时可以'兜底'，他是一个保证，既保证了患者的安全，也保证了手术的质量。"

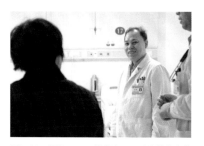

图3-10　下午6:00，忙碌完一天手术的龚太乾回到胸外科病房，没顾得上整理头发，就开始挨个病房查看术后患者情况

6　结语

从小跟在爷爷身边的龚太乾，常能直接感受到患者疾苦，"万事为患者着想"的种子便在那时播种于心。

胸外科护士长谭晓骏透露："2017年，胸外科是海军总医院退还红包最多的科室。对于执意要给红包的患者，龚主任常提醒我们，'做完手术再退（红包）吧，这样他们心里踏实'。"

宋伟安也透露："我们科室有一个不成文的规矩，不管是肺癌、食管癌手术，还是纵隔肿瘤、肺大泡手术，费用都要严格控制，不能给患者浪费钱。"

凭着自己扎实过硬的技术和在经治患者中的良好口碑，龚太乾已经成为很多患者心中的可靠选择。永不满足现状、永远专注钻研的他，对于科室未来的发展还有很多计划。

"临床医学对与错最重要的衡量标准，就是患者是否

23

受益。解决患者的问题，始终是我们的最高目标。"龚太乾说。

采写编辑：高晨，AME Publishing Company

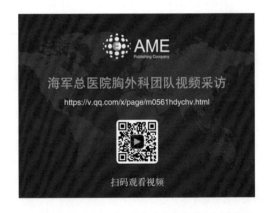

第2节　海军总医院胸外科：好口碑是如何炼成的？

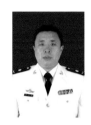

李学昌，副主任医师，1995年毕业于第二军医大学临床医学系，于第三军医大学获医学硕士学位。现任海军总医院胸外科副主任、海军总医院胸部肿瘤会诊中心专家组成员，中华医学会胸心血管外科分会会员，北京医学会胸外科分会食管疾病专业学组委员。

从事胸外科临床工作20余年，对胸部疾病的外科治疗具有丰富的临床经验。擅长胸部疾病的微创手术治疗，包括单孔胸腔镜肺癌根治术、纵隔肿瘤切除术、胸腹腔镜联合食管癌根治术、胸外伤的救治等。

主持军队后勤科研课题面上项目1项，获军队科技进步奖三等奖2项，发表论文20余篇，参编参译专著3部。

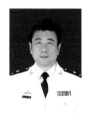

王伟，主任医师，胸外科知名专家，医学博士，教授，硕士研究生导师。北京医学会胸外科分会委员，北京医学会胸外科分会肺癌专业学组委员，北京医师协会胸外科分会常务理事，中国人民解放军胸心血管外科学会胸外科分会委员。

从医30余年，有丰富的胸外科临床诊断、治疗和手术经验。擅长食管癌、肺癌、纵隔肿瘤以手术为主的综合治疗以及胸部微创手术。采用单孔胸腔镜技术进行肺叶切除、纵隔淋巴结清扫，肺癌根治术；单孔胸腔镜肺段切除、楔形切除对肺小结节进行微创治疗；单孔胸腔镜下行纵隔肿瘤切除术；胸部小切口微创食管癌、食管胃交界部癌（贲门癌）根治术；胸腹腔镜联合食管癌根治术。使早期肺癌患者复发概率小、生存期长，晚期肺癌患者痛苦减轻、生活质量大大改善、生命明显延长。获军队和北京市科学技术奖三等奖数项，承担全军"十一五"重大专项课题及海军肺癌课题，在权威杂志及SCI收录的杂志发表有影响的学术论文30余篇，参编专著3部。

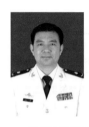

尚立群，副主任医师，1987年考入第二军医大学海军医学系学习，1993年进入海军总医院胸外科工作。对胸部疾病的手术治疗有深入理解，擅长肺癌、食管癌、贲门癌、各种纵隔肿瘤的手术治疗及综合治疗。熟悉各种良性疾病如贲门失弛缓症、胃食管反流病、膈疝、食管平滑肌瘤以及各种胸部创伤等疾病的手术治疗。

擅长胸部微创手术包括胸腔镜手术、纵隔镜手术及各种小切口手术，开展胸腔镜下各种肺叶切除及淋巴结清扫手术、开展胸腔镜下全胸腺切除、胸腔镜下肺肿瘤切除、胸腔镜下胸膜肿瘤切除、胸腔镜下纵隔肿瘤切除等各种微创手术；开展胸腔镜下双侧交感神经切断治疗手汗症；开展胸腔镜下内脏神经切断术治疗上腹部恶性疼痛、胸腔镜下肺大泡切除治疗自发性气胸。开展漏斗胸微创手术治疗（NUSS手术），在国内较早开展微创鸡胸矫治手术并获得良好疗效。开展胸壁肿瘤切除转移肌皮瓣胸壁重建手术。开展胸腔镜辅助微创连枷胸及肋骨骨折固定术。对胸部创伤救治有一定心得。

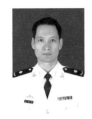

宋伟安，副主任医师，医学博士，现任海军总医院胸外科医疗组长，兼职中国医药教育协会胸外科专业委员会委员，北京健康促进会微创医疗专业委员会委员，北京医学会胸外科专家委员会青年委员。

2002年山东大学医学院七年制本硕连读班毕业，2011年解放军军医进修学院博士毕业，先后师从我国著名胸外科专家王化生教授和周乃康教授，在肺癌的EGFR表达、肺癌分子影像学诊断、胸部肿瘤微创手术治疗、肺癌术前新辅助化疗和术后辅助治疗、胸外科围手术期快速康复等方面进行了长期的研究和实践。先后主持参与临床应用研究5项，发表学术论文20余篇，包括2篇SCI论文发表在胸外科的世界顶级杂志*Journal of Thoracic Oncology*上。作为第一完成人获得全军医疗成果三等奖1项。出版学术专著2部。

擅长采用单孔胸腔镜技术实施肺、纵隔和胸腔手术，治疗肺癌、肺结节、肺大泡、支气管扩张和纵隔肿瘤、纵隔囊肿、胸腺瘤、重症肌无力、手汗症、脓胸、气胸等疾病。充分发挥了单孔胸腔镜手术切口小、切除彻底、疼痛轻、恢复快和术后并发症少、费用低的优势。

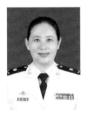

谭晓骏，海军总医院胸外科护士长，本科学历，主管护师，1993年入伍，1999年毕业于南京军医大学（现并入中国人民解放军第二军医大学）后参加工作，有丰富的临床护理经验。曾多次执行近海卫勤保障训练任务，并参加过2008年汶川抗震救灾；个人在核心期刊发表文章近20篇，立项课题3项；获得军队医疗成果奖三等奖1项，荣获三等功1次。

胸外科护理组共有护士19人，其中主管护师5人，护师9

人，护士5人，这是一支充满正能量，充满爱心、智慧、自信和创新精神的团队。在护士长的带领下，注重临床学科发展，多次派护士先后赴新加坡、上海、北京等地医院学习参观；注重军队卫勤保障，王萍主管护师执行2013年菲律宾人道主义救援任务，王振华主管护师执行2014年"和谐使命"和环太军演任务等。注重科研建设，护理团队近5年先后在国内核心期刊前后发表文章近40篇，在研课题3项，获批国家实用新型专利2项，多次参加国家级护理学术会议并进行交流。

（王振华）

位于北京市海淀区的阜成路，总长约5千米。这里也是北京市知名的"医院一条街"——北京大学肿瘤医院、中国人民解放军总医院第一附属医院、海军总医院、空军总医院等4所三级甲等医院均坐落在此。这条不算长的道路，每天迎来送往着来自全国各地的患者，他们或眼神无助，或神情焦虑，他们将恢复健康和求生的愿望寄托在这里。

其中，位于阜成路6号的海军总医院（以下简称"海军总医院"）胸外科，规模不大，却在医院林立的阜成路上占据了自己的一席之地。兼备军人和医者双重身份的海军总医院胸外科的白衣天使们，是肩负着守卫百姓健康和执行卫勤双重任务的"军医战士"，他们在与疾病抗争的战场上冲锋在前，以先进精湛的技术和医者仁心在百姓心中树立下良好口碑。

始建于1978年的海军总医院胸外科，发展至今已有40年的历史。在33位科室成员中，虽然选择从医的理由各不相同，有人认为"学医有用"，有人是"家庭里有人学医，觉得学医挺好"……但是从医后，他们都为着相同的目的走到了一起——尽己所能救治更多的患者，使患者享受最佳的医疗服务。

严格的军政训练，培养了海军总医院胸外科团队严明的纪律性、高度的集体荣誉感及良好的医德医风，深得百姓信任。

历经几代主任的努力，科室一直紧跟微创外科的发展潮流，让先进的医疗技术及时惠及患者。如今，在现任主任龚太乾的带领下，腔镜微创和快速康复已经成为海军总医院胸外科的特色和品牌。"这两项突破彻底改变了传统胸外手术'开大刀、遭大罪、高风险、慢恢复'的弊病，让更多的患者能早期享受'微创、无痛、风险低、恢复快'带来的获益，提高手术治疗效果，改善预后。"龚太乾主任说。

1 微创：切口从 30 cm 到 3 cm

2015年，龚太乾主任的加入，为海军总医院胸外科带来了新发展和新机遇。利用胸腔镜、腹腔镜和纵隔镜微创技术，科室在以下3个领域形成了技术特色和优势：单孔胸腔镜肺部手术、胸腔镜和腹腔镜联合食管癌根治手术、单孔胸腔镜或纵隔镜下行纵隔及胸腔肿瘤切除或活检术。

提到胸外科手术，传统"开大刀、遭大罪"的形象会让人本能地感到恐惧。切断肋骨，作30 cm左右大小的切口，虽然手术成功治疗了疾病，但很多人也留下了很大创伤。而如今，微创技术逐渐成为外科的主流，在胸腔镜下，仅约3 cm大小的切口就能解决大部分问题，创伤大大减少，且术后能够达到与30 cm切口同样的治疗效果，手术也不再令人心生畏惧了（图3-11~图3-12）。

正如海军总医院胸外科副主任医师宋伟安在文章中所写："微创技术，把手术转成一场平静的梦。在一场波澜不

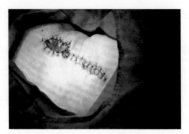

图3-11 开胸手术切口

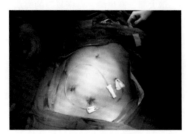

图3-12 腔镜手术切口

惊的睡梦中完成手术。"

　　"随着时代发展和技术发展，新技术和新器械也带动了新的平台上新业务的开展。"胸外科副主任医师尚立群谈道："在没有胸腔镜的时候，医生只能'开大刀'，那时大家未曾想，20年后的今天，通过几厘米的小切口就能做手术。技术的进步也带来了理念上的变化，但医学的发展经过的是理性的思维过程，是循序渐进的，而非盲目超越现实。在新的条件和背景下，总是会倾向采取患者痛苦最小、获益最大的方式。"

　　"由于微创胸腔镜技术具有诸多优势，其手术指征进一步扩大，以前的很多手术禁忌证进入相对禁忌证或手术适应证的行列，如年龄大、基础疾病较多的患者，如今也敢尝试手术治疗。"令宋伟安感到欣慰的是，如今早期患者，尤其是发现肺结节的患者，更愿意尽早接受手术治疗，因此也提高了治疗效果（图3-13~图3-14）。

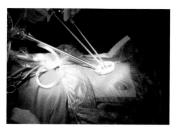

图3-13　单孔胸腔镜手术示意图

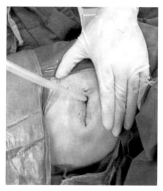

图3-14　单孔胸腔镜手术切口

在海军总医院胸外科就诊的患者中，可以看到许多高龄的患者。2014年，胸外科曾为一位93岁高龄的患者实施手术，这也是国内胸外科手术年龄最大的患者。虽然患者年龄大，但经术前全面检查，发现其各脏器功能都比较好，没有明显的基础疾病，没有明确的手术禁忌证。

患者就诊时没有病理诊断资料，但从影像学上看像癌，"如果是我的亲人，我会建议他做手术"。胸外科主任医师王伟推己及人的真诚，赢得了患者及家属的信任，令他们相信医生的判断："那我就交给你们了，你们认为怎么好就怎么做！"在患者的信任中，王伟带领团队为患者进行了胸腔镜下局部肺切除，患者术后恢复顺利。后来病理确诊为腺癌，与当初团队的判断一致。

2018年3月12日，海军总医院胸外科第一例达芬奇机器人纵隔肿瘤切除术顺利开展，由龚太乾主任操作完成，采用三孔两臂，使微创技术更加精准化（图3-15~图3-16）。

"微创胸外科是当今胸外科的发展趋势，机器人手术操作系统作为微创技术的较高阶段，是精准微创技术的代表。"龚太乾主任表示，机器人手术具有减少误损伤、降低手术并发症、进一步减轻术后疼痛、加速术后康复等方面的优势，有较好的发展前景。良好的开端预示着更美好的未来，机器人手术将在胸外科陆续开展，为患者提供更加优质的医疗服务。

1.1 单孔胸腔镜肺部手术

宋伟安介绍，与传统手术相比，胸腔镜手术视野更清晰，肿瘤根治效果更好，由于没有视野死角，无论是病灶的切缘，还是淋巴结清扫的范围和程度都更彻底。而单孔胸腔

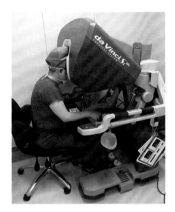

图3-15 龚太乾主任完成海军总医院胸外科第一例达芬奇机器人纵隔肿瘤切除术

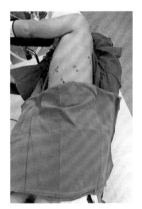

图3-16 正在接受机器人手术的患者

镜更大程度地发挥了胸腔镜微创的优势，在保证疗效的前提下，进一步减少了患者创伤。

他进一步解释，单孔胸腔镜肺部手术仅有一个切口，软性撑开减少了肋间神经损伤，降低了术后切口疼痛，减少了胸壁麻木；同时也减少了并发症的发生，缩短了手术时间，减少了住院时间，减轻了患者的经济负担。此外，手术后仅留下一个位于肋间、乳房下或剑突下的小切口，美观度较多孔胸腔镜手术明显提升，更易被患者接受。

"我们科室是北京地区较早开展单孔胸腔镜的科室，开展例数也排在前列。如今科室里，除特殊情况外，手术方式几乎均采取单孔胸腔镜。"谈到单孔胸腔镜手术的操作，副主任医师李学昌指出，胸腔镜手术从三孔到单孔，需要一定的"过渡期"。随着手术技巧的不断积累，如今，龚太乾、尚立群、李学昌、宋伟安分别带领的4个主诊组均可熟练开展单孔胸腔镜技术（图3-17）。

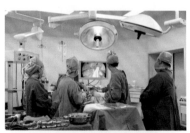

图3-17　龚太乾主任带领科室医生开展单孔胸腔镜肺部手术

1.2　胸腔镜和腹腔镜联合食管癌根治手术

在所有胸外科手术中，食管癌手术向来是创伤最大、病死率最高的手术，因而成为很多医生不敢轻易涉足的领域。龚太乾主任在"胸腔镜和腹腔镜联合食管癌根治手术"领域潜心钻研多年，具有高超的技术水平。在其带领下，自2015年开始，海军总医院胸外科开展胸腔镜和腹腔镜联合食管癌根治手术，目前该科食管癌的微创切除率达95%以上，在国内处于领先地位，成为海军总医院胸外科一大特色（图3-18）。

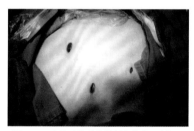

图3-18　胸腹腔镜联合微创食管癌手术切口

"食管癌手术难度大，患者并发症多，因此，手术的成功离不开团队的密切配合。团队里的每位成员，都熟知手术的整个流程：如何评估，手术前如何准备，手术怎么做，术后如何处理，如何个体化地处理患者，是三切口、二切口还是一切口，是胸部吻合还是颈部吻合，是否需要联合放化疗等，都要做到心中有数。"龚太乾主任解释。

与开放食管癌手术相比，微创食管癌手术实现了更多的淋巴结清扫数目和更小的创伤，风险明显降低，显著提高了食管癌的根治水平，患者的生存时间明显延长。

1.3　单孔胸腔镜或纵隔镜下纵隔及胸腔肿瘤切除或活检术

纵隔和胸腔内的肿瘤种类繁多，位置不定，一旦发现应及早手术切除。传统的手术方式是开放性手术，将胸骨劈开，创伤巨大。如今在单孔胸腔镜下，海军总医院胸外科可以对绝大部分纵隔及胸腔肿瘤实施根治性切除，避免了以往纵劈胸骨的巨大创伤。对于一些无法明确诊断的肿瘤，纵隔镜或胸腔镜活检将有助于获取足够的病变组织，明确诊断，有助于早期发现癌变。

"由于纵隔周围血管较多，因此在手术过程中出血风险较大。单孔胸腔镜手术大大降低了出血风险，减少了患者疼痛，降低了肺部感染的可能。"龚太乾主任介绍。

重症肌无力患者多见于中青年女性，海军总医院胸外科实施经右胸乳腺下单孔胸腔镜胸腺扩大切除术，2~3 cm的小切口隐藏于乳腺下缘，不但疗效肯定，而且创伤小、恢复快，切口隐蔽美观，患者比较容易早期接受手术治疗，因而预后更好。

2　五"早"特色促患者快速康复

在海军总医院胸外科，患者接受微创的手术方式，不仅创口小、痛苦少，住院时间及康复时间还能大大缩减。快速康复理念近年在国内发展较快，最初主要用于胃肠外科领域，后来拓展至泌尿外科、妇产科、胸外科等领域，其根本理念是减少应激（注：主要包括手术创伤应激和心理上的应激。手术的过程本就是对人产生"扰动"的过程，这"扰动"是有风险和创伤的，很可能会对人产生不可逆转的后遗症），让患者更加舒适。

宋伟安介绍："快速康复理念改变了很多传统上的认识，使许多外科疾病的围手术期治疗模式发生了巨大变化。

快速康复贯穿于术前准备、术中处理及术后康复等整个围术期的诸多环节，需要麻醉科、呼吸科、营养科、康复科等相关科室的支持和配合才能实现。"

他举例说，以前患者术前需要注射阿托品、插导尿管、禁食10个小时以上。实施快速康复理念后，减少了注射阿托品、插导尿管、插胃管这些操作，或麻醉后再进行插管，显著减少了患者痛苦。此外，术前禁食时间也大大缩短，保证了患者术中的营养及良好的生理状态，对老年人、高血压患者及糖尿病患者效果尤其明显。

"患者入院后便由护士进行宣教，结合宣教进行术前锻炼，如心肺功能锻炼，通过戒烟、爬楼、咳痰等方法调整好心肺功能，可减少患者围手术期风险，缩短住院时间。手术过程中，由喉罩代替气管插管，进行有效镇痛，减少液体输入量……整个围手术期的每个步骤，都在尽量优化。"尚立群进一步补充。

海军总医院胸外科在微创外科技术的基础上，在践行快速康复理念的过程中，对患者术后的快速康复流程形成了五"早"特色，即早期拔管、早期止痛、早期营养、早期活动、早期出院。五"早"特色使患者疼痛及不适感减轻，营养得到保障，早期恢复健康，也是海军总医院胸外科的一大优势。

2.1　早期拔管

在进行传统手术前，为了保证疗效和患者安全，患者身上会被放置很多引流管，如胸部手术后，为排出渗液和积气、促进肺组织膨胀，消除残腔，需要放置胸腔闭式引流管进行引流；胃管食管（贲门）术后，为引流胃肠道的气体及胃液，减轻吻合口的张力，促进吻合口愈合，放置胃管；患者由于手术后身体比较虚弱，不能经常下床解小便，所以留置一根导尿管，以引流膀胱内的尿液。然而，这些插管也是造成患者术后出现疼痛不适的重要原因。如胸腔引流管可引起患者术后疼痛，还会引起胸膜反应，可能还会增加胸液的产生。

"以前的理念认为，引流至关重要，甚至希望胸腔引流管越粗越好。如今理念逐渐发生了改变，临床上也逐渐证明，若不影响患者呼吸或造成恢复的延迟，可以有引流，也可以进行拔管，并不会对患者预后造成太大影响。如今，应用胸腔镜开展微创手术，由于创伤小，胸腔液渗出减少，也为早期拔管提供了可能。"尚立群表示，很多患者术后第一天就可拔管，一些病例甚至可以不放置引流管，使患者得以更快地恢复。

为了更好地对引流液体进行监测，科室采用先进的数字化引流（图3-19~图3-20），可以显示每个小时的流负压、漏气速度、引流液量，及时为医生提供患者引流情况，在理想的条件下实现早期拔管，促进伤口愈合。通常情况下患者术后24小时拔管，有了数字化引流的时时监测，若患者引流速率达到一定的预期值，不必等到24小时就可拔管；相反，若患者持续为高危引流量，即使过了24小时，也不可贸然拔管。

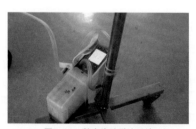

图3-19　数字胸腔引流系统

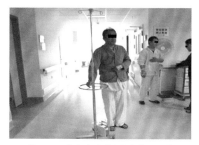

图3-20　数字胸腔引流患者术后活动

另外，龚太乾主任介绍，为了减少胸管给患者带来的疼痛及不适感，以前较粗的引流管如今被更细的引流管取代：以前较多使用的是32~36F（直径为1~1.5 cm）引流管，如今食管术后通常应用24F（直径约0.8 cm）引流管（图3-21），常规的单孔胸腔镜肺部及纵隔手术，应用10F（直径约0.3 cm）J型导管（俗称猪尾巴导管，图3-22）。引流管变细后，患者疼痛明显减轻，甚至感觉不到疼痛。"真没想到，引流管能这么细，几乎感觉不到疼。"一位患者自述。

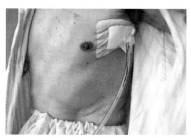

图3-21　海军总医院胸外科室24 F引流管

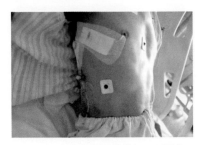

图3-22　海军总医院胸外科室10 F引流管

2.2　早期止痛

术后疼痛不仅仅给患者带来身体上的痛苦和心理上的负担，还可能会使患者胃肠道功能、心肺功能、凝血功能、内分泌代谢等出现异常，引起各种并发症，严重影响患者的术后康复。

如今，对绝大多数患者来说，术后疼痛已经不是手术必然要经历的痛苦过程了。海军总医院胸外科自从实施了个体化的全程无痛手术管理，根据患者手术部位、切口和创伤大小等因素综合考虑，并合理选用口服、静脉和自控镇痛泵等多模式超前镇痛，完全有可能做到患者术中术后全程无痛。而这在以往是很难想象的。

"微创手术创伤小，严重反应和应激会轻很多。通过这些镇痛措施，患者感觉更加舒服，自我评分更高。"尚立群介绍道："术后咳嗽排痰对于减少并发症至关重要，很多人因为疼痛不敢咳嗽，术后就容易出现并发症，疼痛也导致患者术后不敢下地。镇痛措施不仅使患者敢咳嗽，也敢下地活动了，更有利于术后的快速康复。"

2.3 早期营养

对食管癌患者进行恰当的营养支持与干预是决定患者术后是否顺利恢复、提高患者术后生活质量的重要因素。肠内营养是通过口服、鼻饲等进入胃肠道进行消化吸收来补充营养。肠外营养是通过静脉注射进入血液循环来补充营养。与肠外营养相比，肠内营养能够提供安全均衡、符合生理需要各种营养素和微量元素，改善患者整体营养状况，更符合人体生理需求（图3-23~图3-24）。

因此，海军总医院胸外科制订了早期营养的措施，术后当日或次日开始恢复经口或经空肠造口管的肠内营养支持，尽可能减少静脉补液和肠外营养需求，以加快患者的肠道功能的恢复，并降低患者的治疗费用。

如对于胸腹腔镜食管癌手术，手术过程中，在手术的切口处，通过空肠穿刺造口，放置营养管到肠道。如今有了肠

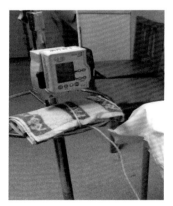

图3-23 海军总医院胸外科室使用的营养泵

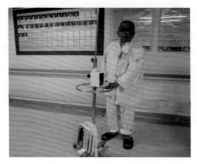

图3-24　食管术后空肠营养支持患者下床活动

道耐受性好的制剂，可为患者提供均衡的营养，为术后恢复提供保障。

2.4　早期活动

微创手术创伤小，患者疼痛减轻，再加上镇痛等措施的实施，为患者早期活动提供了基础。在医护人员的帮助下，目前胸外科大部分患者术后第1天即可下床活动。

"为了减少肺部并发症和下肢深静脉血栓风险，促进患者胃肠功能恢复，提高术后快速康复的速度，科室在临床开展了'量化式目标功能锻炼'这一术后恢复模式（图3-25）。其目的是提高患者的依从性，同时给传统的术后活动和功能锻炼赋予一个量化的值和目标。"护士长谭晓骏解释："患者参照我们给出的活动时间、活动量下床活动并记录，这样对患者会起到督促和激励作用，同时也提高了护士工作的主动性，增进护患关系。这个模式相比以前的盲目下床活动有了更精准的参考。"

食管手术患者术后量化式目标锻炼表

床号_____ 姓名_____ ID号_____ 年龄_____ 性别_____
手术名称_____ 日期_____

时间	项目	完成情况（记录每次真实活动时间）						每日活动总量	护士签名
		6:00	9:00	12:00	15:00	18:00	20:00		
术后1天	床上活动腿	5分	5分	5分	5分	5分	5分	大于30分	大夜
	咳嗽咳痰	5分	5分	5分	5分	5分	5分	大于30分	白班
	下床活动米		站立	床旁活动	床旁活动	下床50米	下床50米	大于100米	小夜
术后2天	床上活动	5分	5分	5分	5分	5分	5分	大于30分	大夜
	咳嗽咳痰	10分	10分	10分	10分	10分	10分	大于60分	白班
	下床活动米	100米	100米	100米	100米	100米	100米	大于600米	小夜
术后3天	床上活动	5分	5分	5分	5分	5分	5分	大于30分	大夜
	咳嗽咳痰	10分	10分	10分	10分	10分	10分	大于60分	白班
	下床活动米	150米以上	150米以上	150米以上	150米以上	150米以上	150米以上	大于900米	小夜
术后4天	床上活动	5分	5分	5分	5分	5分	5分	大于30分	大夜
	咳10分钟	10分	10分	10分	10分	10分	10分	大于60分	白班
	下床活动米	200米以上	200米以上	200米以上	200米以上	200米以上	200米以上	大于1200米	小夜
术后5天	床上活动	5分	5分	5分	5分	5分	5分	大于30分	大夜
	咳10分钟	10分	10分	10分	10分	10分	10分	大于60分	白班
	下床活动米	200米以上	200米以上	200米以上	200米以上	200米以上	200米以上	大于1200米	小夜
术后6天	床上活动	5分	5分	5分	5分	5分	5分	大于30分次	大夜
	下床活动米	300米以上	300米以上	300米以上	300米以上	300米以上	300米以上	大于1800米	小夜
术后7天	床上活动	5分	5分	5分	5分	5分	5分	大于30分	白班
	咳10分钟	10分	10分	10分	10分	10分	10分	大于60分	小夜
	下床活动米	300米以上	300米以上	300米以上	300米以上	300米以上	300米以上	大于1800米	
术后8天	床上活动	5分	5分	5分	5分	5分	5分	大于30分	大夜
	咳10分钟	10分	10分	10分	10分	10分	10分	大于60分	白班
	下床活动米	300米以上	300米以上	300米以上	300米以上	300米以上	300米以上	大于1800米	小夜

术后留置管道请打勾，拔除管道请写日期：

□胃管_____ □颈部引流管_____ □胸腔引流管_____ □空肠造瘘管
□尿管_____ □腹部引流管_____ □纵膈引流管_____ □其他　管道
排气时间_____ 排便时间_____ 住院天数_____

图3-25　为促进患者恢复，科室开展了"量化式目标功能锻炼"这一术后恢复模式，为传统的术后活动和功能锻炼赋予一个可量化的值和目标

2.5 早期出院

快速康复理念不仅改变了医护的认识，也改变了患者的认识。"以前患者3天出院、5天出院、7天出院都有可能，患者也会认为多待几天更加放心，若患者不着急出院，便可以多待上几天。"尚立群说："其实，现在通过一些快速康复措施的实施，若患者已经达到出院的标准，早些出院对他们有好处，不仅节省了费用，对患者心理上和身体上都有益。龚太乾主任推动快速康复理念后，大家更清楚做这件事的目的是什么，那就是通过采取多种措施，使患者快速恢复健康。"

另外，患者早期出院在一定程度上提高了床位周转率、缓解了看病难的问题，这在一定程度也响应了国家缓解医疗资源紧张的方针政策。因此，科室也相应采取了一系列措施，如制订"术后1357目标"来促进患者康复，以便早期出院：手汗症等小手术可以当日或次日出院，常规的单孔胸腔镜纵隔手术1~3天出院，单孔胸腔镜肺手术3~5天出院，最复杂的胸腹腔镜三切口食管癌根治术也能在7~10天出院。

3 多学科支持为手术保驾护航

对于疾病晚期、合并症较多、高龄、病情复杂，别的医院不愿接收或不敢接收的患者，海军总医院胸外科团队不放弃一丝希望，总是多一分细心和耐心。多年来，海军总医院胸外科以精湛的技艺、高度的责任心，救治无数疑难重症患者于危难。这源于科室医护人员对患者的责任心，对自己职业的热爱，对业务的不断追求，以及医护的团结协作和多学科的智慧集合。

李学昌回忆，曾有一位左下肺周围型肺癌患者，术前进行肺部增强CT检查和超声心动图检查，发现左下肺的肺动脉里有充盈缺损，有一个纤维条索样的物体突兀到心房里，考虑为癌栓，而这种情况下是无法做常规手术的。

"经过术前的充分检查，我们及时发现了问题。面对这种罕见且棘手的问题，究竟采取什么样的术式和处理办法，才能既可以切除肿瘤，解决癌栓的问题，又能避免留下后遗症？"

针对该患者的问题，全科开展了讨论，并组织了全院会诊。最后汇集多科的意见：在体外循环辅助下，进行肺叶切除术及左心房内的癌栓清除。手术经股动脉插管，借助人工心脏，使心脏停跳，切开左心房，将癌栓完整地取出来。在心外科的全力配合下，手术很成功，手术取出的癌栓足足有15 cm长，患者顺利康复出院。

"若没有发现这种改变，按照常规手术，只需进行左下肺叶切除，一截癌栓可能就被留在患者身体里，甚至会脱落，造成栓塞等严重并发症。"

"科室多年来一直保持着优良传统，虽然手术量不大，但手术质量高，因为有扎实的理论基础和技术水平做支撑。在遇到疑难杂症、手术风险大、危重症患者时，全科十分重视，多方面采取措施来应对，如检查更细致，全面考虑患者各个系统病情。另外，由于背后有强大的多学科团队的支持，为我们保驾护航，我们心里才更有底气。"李学昌表示。

2005年，在王伟的倡导下，胸外科与呼吸科、放疗科、肿瘤科以及影像科等相关科室合作，成立了肺癌诊疗会诊中心。2013年，医院又成立了胸部肿瘤联合会诊中心，充分发挥综合医院的优势。对于首次住院患者进行多学科专家联合会诊，由麻醉科、心血管外科、中医科等兄弟科室共同商定治疗策略，经讨论形成意见后，按照多学科专家的意见去执行，为诊疗的质量和安全性提供了保障。

"临床诊疗应遵循指南规范，若医生对指南了解不透彻，当患者情况复杂时，单靠一个医生或一个科室来处理，很可能存在不规范或失误之处。多学科会诊使疾病治疗更加规范，诊断方法更加准确，为患者量身定制个体化的治疗手段，使患者少走弯路，也方便科室间的相互转诊。"王伟说。

"其实，外科医生跟木匠、铁匠一样，是一个熟练工种；但人体是最复杂的有机体，手术是人命关天的问题，所以医生和手艺行业的人又有着本质的区别。因此，要沉下心，在理论知识上下功夫，并将理论与临床实践相结合。"李学昌对于医生的理解，也与龚太乾主任倡导的"技术立科，学术兴科"相契合。

龚太乾主任解释，"技术立科"即要熟练掌握国内主流的外科技术，如胸腔镜下肺癌切除术、食管癌切除术等，技术过硬。"学术兴科"即通过开展科研、发表文章、举办学习班等形式，通过学术理念的推广，扩大科室的影响力。学术理念的提出又会推动临床技术的进展。

每周四上午是主任大查房和科室业务学习时间，在这段时间，大家既能学习到上级医生对患者病情的详细分析，又能各自分享近期的收获感受和经验，分享学习所得，交流最新的学术进展，共同进步（图3-26~图3-28）。

"三分治疗，七分护理"，护理工作在患者疾病恢复中发挥着重要作用。"单孔胸腔镜技术及快速康复理念对护理工作提出了更大的挑战和更高的要求，护理团队需要开展更多细致的工作，掌握更全面的专业知识。"谭晓骏护士长举例说，单孔胸腔镜手术对于伤口早期愈合的要求高，然而，采用单孔胸腔镜的手术方式，患者身上只有一个孔，胸腔引流管也通过这个孔放置，会妨碍伤口愈合。为了尽早达到拔管指征，护士需要加强患者的功能锻炼和康复，努力帮助患

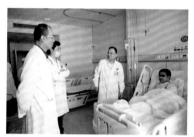

图3-26 龚太乾主任带领科室医生查房

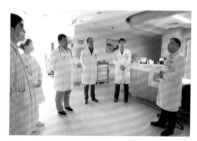

图3-27 在查房期间，为了不打扰患者休息，也能更透彻地分析患者病情，每查完一个房间，龚主任便在病房临近的走廊与大家交流

者咳嗽排痰，以实现早期拔管。又如，患者入院后要进行细致的宣教，加强患者对快速康复理念的认识，帮助患者调整至适合手术的身体状况，实现快速康复。

医护之间的充分交流、协同配合，可使患者实现更好的恢复。因此，护士要懂得"医"，医生也要懂得"护"，为此，龚太乾主任在科室内提出了"医护一体化"的理念。

"临床中，护理人员离患者最近，与患者接触最多，外

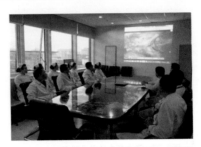

图3-28　科室医护一起观看手术视频，共同学习，共同进步

科尤其如此。由于患者术后病情变化快，护士要在第一时间与医生沟通汇报。每日早晚责任护士要与医生一起查房，了解患者病情及治疗情况，落实医嘱，及时反馈病情变化。我们科室医护之间配合非常默契，有时医生说要什么，还没说完，护士就知道他要什么了。"和谐的医护关系，也让谭晓骏及每位成员能够以愉悦的心情开展工作，有了强烈的归属感。

4　"患者至上"赢得好口碑

　　"很多患者兜兜转转，咨询了多家医院，最终留在了海军总医院，就是因为信任。在与患者及家属沟通的过程中，也许一句话就打动他了，他就相信了你。"在海军总医院胸外科工作了20多年的李学昌，对医学有着深刻的理解，"干一行爱一行，当了医生，就要有救死扶伤的精神，患者信任我们，把自己的性命交到我们手里，我们就要全心全意扑在救治患者上"。

　　认真了解患者的病情，不敷衍、不推脱，是对患者负责。有一次，王伟的门诊来了位患者，拿了一大摞片子请他帮忙看，这些片子是好几年的积累，有初诊，也有复查的。王伟主任拿过片子，从头到尾，一张一张认真地看，足足看了10多分钟。患者特别感动，"我看了好几家医院，都是几分钟就打发了，从来没有人这么仔细地看"。

"医疗是人命关天的职业，来不得半点马虎，来不得半点虚假。在决定是否手术时，要严格把握手术适应证和手术禁忌证，适合做手术的患者做手术，适合化疗的患者就化疗……这样既可以取得好的疗效，又能减少并发症的发生，也越来越能赢得患者的信任。"李学昌感慨。

当然，手术并非万能，肺癌、食管癌等疾病的治疗是需要以手术为首选或为基础的综合治疗，不能排除做完手术后，患者很快出现复发转移的可能，对此医生应该提前跟患者交待好，根据自己的知识和经验，实事求是，详细地为患者分析病情，坦诚地提出自己的诊疗方案，供患者参考，由患者自己选择。

在科室，所有临床操作的出发点都是为了患者的利益。"我们以服务的心态，尽量让患者享受到最好的技术，无论是城市还是农村，无论是穷苦还是富裕的患者。"这是宋伟安的肺腑之言。在海军总医院胸外科，患者可以接受最先进的单孔胸腔镜技术，而医疗花费与县级医院相差不多。科里也总会想方设法为患者省钱，将费用控制在一定的水平，不给患者增加额外的医疗负担。2017年，宋伟安曾收治了一位83岁的患者。患者在例行体检时，肺部发现结节，形态似肿瘤。由于患者年龄大，且合并心脏病、高血压等多种基础疾病，当地医院未敢开展手术，患者几经辗转，来到海军总医院胸外科。

面对该患者，海军总医院胸外科的医生没有因病情复杂而拒收，而是首先进行了客观专业的评估，并请心内科专家来会诊，又请胸部肿瘤联合会诊中心进行了全面的会诊，会诊意见认为确实像恶性肿瘤，建议手术，且在手术风险可控的情况下，为患者成功实施了单孔胸腔镜微创肺段切除，最后病理结果为恶性肿瘤，与先前的预判结果一致。

患者术后恢复顺利，周一做的手术，周二便拔了管，到了周三病情也很稳定。根据既往经验，术后两三天比较容易出问题，如心脏方面的问题、疼痛等，宋伟安提前叮嘱了患者和家属，提醒其注意。"周三下午，患者说自己一点事都没有，在这睡不好，想到医院附近的女儿家里，强烈要求出院。我担心患者年龄大，心脏也不好，毕竟做了一个胸外科的手术。但一番劝解无效，不得已让患者出了院。"

由于担心患者的病情，宋伟安虽然让患者回了家，却没有为患者办理出院手续，仍然留了床位，以便一旦出现情况可以及时处理。最终患者没有回来，病情恢复很好，宋伟安悬着的心也总算放了下来。

心里想着患者，便能理解他们的紧张、焦虑与不安，胸外科的温情，体现在对患者紧张情绪的排解上，体现在坦诚的沟通上，体现在如朋友一般的交往、如亲人般的照料上。如今，海军总医院胸外科逐渐在业内树立起了口碑，有越来越多的患者或经老患者介绍而来，或由其他医院介绍而来，或慕名而来，他们都觉得"来对了地方"。

采访编辑：董　杰，AME Publishing Company

廖莉莉，AME Publishing Company

王仁芳，AME Publishing Company

张　晗，AME Publishing Company

成文编辑：董　杰，AME Publishing Company

第二部分

技术特色及优势

第4章 食管疾病的微创外科诊疗

第1节 食管癌的个体化微创外科诊疗

1 食管有哪些功能?

食管是人体消化道的一部分，起自咽的下缘，止于胃贲门部，长约25 cm。食管紧邻气管、肺门、心脏、主动脉、脊柱，根据其位置特点分为颈段、胸段和腹段。胸段又分为上胸段、中胸段和下胸段。临床上经常简单地将食管分为上、中、下三段，其中，颈段+上胸段为上段，下胸段+腹段为下段。我们常说的食管上段、中段或者下段癌，指的就是肿瘤分别发生在上段、中段或下段。

食管作为口腔与胃之间的连接器官，除有传送食物的功能外，还包括抗反流、防止胃内容物误吸入气管等作用。

2 食管癌可分为哪些类型?

食管癌是常见的食管恶性肿瘤，根据病理类型分为鳞癌、腺癌和其他细胞癌，我国是食管癌的高发国家，每年新增食管癌患者占世界一半以上，我国食管癌主要以鳞癌为主，占90%以上。

3 得了食管癌，会有哪些症状表现？

在不同阶段，食管癌会有不同的表现。

食管癌早期症状不典型，主要表现为进食后疼痛、有烧灼感、进食哽噎等症状，甚至有多数患者早期没有症状。

随着肿瘤体积增大及向周围侵犯，会逐渐出现典型的食管癌症状：进行性吞咽困难，吞咽困难进行性加重，比如发病初期感觉吃馒头或米饭等干食时咽不下去，后来只能吃一些面条、粥等流食，最终发展到饮水困难。

并且当肿瘤逐渐突破食管外膜侵及纵隔胸膜时，可出现持续性胸背部疼痛；侵及气管时，可出现刺激性咳嗽，甚至发生咯血，严重时可发生食管-气管瘘，出现持续咳嗽、咳痰、肺部感染等表现。

晚期食管癌还会因为肿瘤转移出现转移部位症状，如颈部淋巴结转移时，可以引起声带麻痹、声音嘶哑；颈部转移时，可在颈部摸到肿大包块；骨转移时，出现转移部位疼痛或病理性骨折；肝脏转移时，出现上腹部疼痛；腹腔转移，引起胆道梗阻时，出现梗阻性黄疸等表现。

4 可以通过哪些手段诊断食管癌？

食管癌的诊断主要依靠器械检查，包括：电子胃镜、上消化道X线钡餐造影、胸部CT、磁共振成像、颈部超声、腹部超声、全身PET-CT等。

胃镜检查是食管癌诊断最直接、最准确的检查手段，也是食管疾病诊断的首选检查。通过胃镜检查，可以了解食管病变的位置及性质，为选择治疗方法提供依据。

超声胃镜可以判断肿瘤侵犯层次、与周围组织的关系及周围淋巴结转移情况，为准确的临床分期提供重要依据。

5 食管癌为什么难治？

恶性肿瘤治愈困难的一个主要原因就是出现肿瘤转移。食管癌的转移方式主要包括：淋巴结转移、血路转移、局部侵犯、经消化道转移等。其中淋巴结转移发生早且普遍。食管旁淋巴结是最常见的转移部位。

6 食管癌应该如何治疗？

食管癌的治疗方法主要包括：内镜下治疗、外科手术治疗、化疗、放疗、靶向治疗、免疫治疗、中医中药治疗等。

外科手术仍然是食管癌最有效的治疗手段。根据手术目的和手术结果分为根治性手术和姑息手术。根据手术方式又分为传统开胸手术和微创食管癌根治术。近10年来，食管癌的微创治疗已逐渐成为食管癌手术的标准治疗方法，在临床中得到广泛的应用。根据食管癌的发生部位及疾病分期，我们为不同患者制订了适合自己的、有针对性的治疗方案。

7 早期食管癌如何治疗？

早期食管癌主要是指T1aN0M0期食管癌。T代表肿瘤大小和范围，N代表淋巴结转移情况，M代表远处是否有转移。早期食管癌肿瘤局限于黏膜层（T1a），极少发生淋巴结转移（N0），还未发生远处转移（M0）。

对早期食管癌可以采用内镜下黏膜切除术来治疗，优点是损伤小，对患者术后生活影响小，尤其是对进食习惯的影响小。缺点是无法进行淋巴结清扫，手术后可能发生食管狭窄、食管穿孔等并发症，部分患者因为切除不彻底，手术后肿瘤复发，需要再次手术治疗或放化疗。

8 对于无法进行内镜下治疗的早期食管癌患者，该怎么办？

内镜下黏膜切除术治疗有一定局限性（疾病分期的局限性，开展治疗的医疗机构局限性），在临床中应用有限。对于无法进行内镜下治疗的早期食管癌患者，如果没有明确禁忌，应首选外科手术治疗。

海军总医院胸外科创新设计了一种完全腹腔镜下，保留迷走神经的食管切除胃代食管术（图4-1），适用于不需要进行淋巴结清扫的早期患者，以及需要进行食管切除的终末期良性食管疾病患者。手术在完全腹腔镜下完成，减少手术后早期心肺并发症和后期消化功能紊乱的发生，提高患者的生活质量。

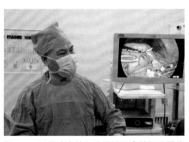

图4-1 保留迷走神经腹腔镜下食管切除胃代食管术

对于拒绝手术治疗或心肺功能差无法耐受手术治疗的患者，早期食管癌还可以采用放疗联合全身化疗的方法进行治疗。

9 中期食管癌如何治疗？

T1b-3N0-1M0期食管癌为中期食管癌。这部分患者在选择治疗方案前需要进行全身检查，如果肿瘤未侵及周围脏器、淋巴结转移不明显，可以直接手术治疗，手术方式包括微创手术和开胸手术。对于肿瘤较大或侵及周围脏器、淋巴结转移明显的患者，可以先进行术前新辅助治疗（放疗、化疗、放疗联合化疗）。治疗结束后评价治疗效果，有效则在辅助治疗结束4~6周后进行手术治疗，无效则更改治疗方案，继续完成根治性放化疗或进行挽救性食管癌切除术。

10 海军总医院胸外科在中期食管癌患者治疗中应用什么方法？

中期食管癌患者多数在手术治疗恢复后，根据术后病理分期选择进行辅助治疗，包括化疗和放疗。针对中期食管癌，海军总医院胸外科常规进行胸腹腔镜联合的食管癌三野淋巴结清扫术（图4-2），能在切除食管癌的同时，彻底清扫颈、胸、腹部淋巴结，这样能够减少术后复发、转移，提高远期生存率，同时应用胸腹腔镜的微创优势，减少创伤和出血，大大减少术后并发症，加速患者康复，提高术后生存质量。

11 进展期食管癌如何治疗？

进展期食管癌为T4N2-3M0期。多伴有肿瘤侵及气管、

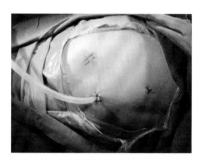

图4-2 胸腹腔镜食管癌三野淋巴结清扫术后

主动脉等周围重要器官或多处淋巴结肿大转移，但还未发生远处转移（M0）。

这个时期的食管癌手术治疗风险大，无法做到根治性切除，所以不建议直接手术治疗。可根据情况开展手术前放疗联合化疗。

这一时期的肿瘤患者多数存在进食困难，为解决进食问题，可开展胃造口或空肠造口术，有条件的患者，可在放化疗前胃镜下或介入下进行食管内支架植入术，解决经口进食问题。对于部分进行根治性放化疗的患者，在病情得到控制后，如果再次出现病情进展，在充分评估手术风险及预后的前提下，也可考虑开展挽救性食管癌切除手术。

12 海军总医院胸外科在治疗进展期食管癌上有何特别之处？

海军总医院胸外科在积累大量胸腹腔镜微创食管癌治疗经验的基础上，开展了胸腹腔镜下挽救性食管癌切除术（图4-3），采用胸腹腔镜微创手术的方法，减少创伤和出血，极大地提高了接受挽救性手术患者的耐受性，为常规

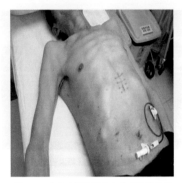

图4-3 胸腹腔镜挽救性食管癌切除术后

认为无法手术的患者提供了手术机会，有利于提高其生存质量，延长生存时间。

13 食管癌的微创手术治疗有哪些优点？

海军总医院胸外科自2015年开始，开展食管癌的微创手术治疗，目前95%以上的食管癌均采用微创手术治疗，手术效果良好，技术成熟。我们认为，与传统开胸手术相比，微创手术治疗食管癌有以下优点：

（1）体表切口小，手术对患者心肺功能的影响小，术后恢复快，术后并发症发生率低；

（2）术野显露更清楚，操作更精细，术中对周围组织的损伤小，术中淋巴结清扫彻底；

（3）由于对心肺功能的影响小，扩大了手术适应证，使得许多老年食管癌患者或心肺功能不全的患者有进行手术治疗的机会；

（4）手术在单腔气管插管全身麻醉下进行，手术对麻醉要求相对较低，围术期管理方便，便于在基层单位开展；

（5）结合一系列现代快速康复外科理论的应用，可以促进患者早期康复，缩短住院天数，降低住院费用。目前海军总医院胸外科食管癌微创手术的患者如果恢复顺利，平均住院时间可控制在2周左右，其中术后住院时间为7~10天。

（刘军强，龚太乾）

第2节 食管胃交界部腺癌
（贲门癌）的微创外科诊疗

1 海军总医院胸外科在食管胃交界部腺癌诊疗上有什么特点？

食管胃交界部腺癌，传统称为贲门癌，是指发生于食管胃交界线上、下各5 cm范围内的腺癌，因为其位置特殊，兼有食管癌和胃癌的特征，所以在诊断和治疗上争议很大。

海军总医院胸外科采用国际上广泛使用的方法，根据肿瘤发生的位置来制订食管胃交界部腺癌的治疗方案，将食管胃交界部腺癌详细区分为食管下段腺癌、贲门癌、近端胃癌，为患者提供更为精准的个体化治疗方案。

2 食管胃交界部腺癌发病与哪些因素有关？

我国食管胃交界部腺癌的发病率呈逐年增高的趋势，其发病原因尚不明确，可能与肥胖、食管胃反流性疾病、吸烟、饮酒、长期进食霉变和含亚硝胺食物、环境因素、遗传因素以及幽门螺杆菌感染等因素有关。

3 食管胃交界部腺癌有哪些临床表现？

早期食管胃交界部腺癌患者没有明显症状，而出现症状时往往已为中晚期。常见的临床症状包括：

（1）出血。可能出现呕血或大便发黑，缓慢失血会引发贫血，肿瘤侵犯动脉血管则可发生突然的大出血。

（2）疼痛。胸骨后或背部肩胛区持续性钝痛，提示肿瘤可能外侵。

（3）烧心反酸。因肿瘤浸润和炎症刺激反射性地引起腺体分泌增加，胃酸反流导致。

（4）吞咽困难。出现此症状往往提示肿瘤侵犯范围已较广，常伴有肿瘤周围组织浸润和转移。

（5）体重下降、消瘦。因进食困难、肿瘤消耗导致营养状况恶化，肿瘤广泛转移后也会出现厌食症状。

（6）声音嘶哑。可能是转移淋巴结压迫喉返神经所引起。

4 食管胃交界部腺癌诊断方法有哪些？

尽管一部分患者的上述症状是由于其他因素所引起，如慢性咽喉炎、反流性食管炎等，但必须牢记，在没有经过彻底检查排除食管胃交界部腺癌时，均不能掉以轻心，在怀疑或高度怀疑为该病时，应就医检查。

食管胃交界部腺癌的诊断包括定性及肿瘤侵犯范围的评估。

（1）胃镜检查。定性诊断主要依靠胃镜检查。胃镜是通过内镜了解食管腔内及胃内的情况，发现病变的同时可以取活组织做病理切片以明确诊断。

（2）钡剂造影检查。X线钡剂造影有助于直观地了解癌变的部位和范围，对于选择治疗方法具有一定的指导意义。

（3）腹部超声及CT扫描。食管胃交界部腺癌常发生腹腔脏器侵犯转移，以及淋巴结转移，腹部超声和CT有助于评价肿瘤的侵犯和转移情况。

（4）超声胃镜检查。超声胃镜检查是20世纪90年代开始启用的新技术，通过安装在胃镜上的超声探头，伸入食管和胃腔内进行检查，可以精确地判断肿瘤的外侵程度，以及肿瘤周围的淋巴结肿大情况，有助于确定手术切除的可能性，合理选择手术方式。

（5）头颅磁共振成像、全身骨扫描、PET-CT等。有助于进一步评价肿瘤的分期，根据患者的具体情况进行选择。

5 食管胃交界部腺癌的治疗方法有哪些？

食管胃交界部腺癌的治疗原则是以手术为主的综合治疗，主要包括：手术治疗、围手术期化疗及放化疗、姑息性治疗。

6 食管胃交界部腺癌的手术治疗方法有哪些？

食管胃交界部腺癌首选手术治疗，肿瘤的彻底切除是首要原则。常见的手术路径包括单纯经胸、同时经胸经腹、单纯经腹，手术方式主要包括胃部分切除后食管残胃吻合和全胃切除后食管空肠吻合。

前一种方式的优点是保留了部分胃功能，更符合正常人的生理特点，缺点是肿瘤切除可能不够彻底，而且容易出现胃食管反流、胃排空障碍、吻合口瘘、吻合口狭窄等。

后一种方式的优点是肿瘤切除彻底，并可减少胃食管反流、吻合口狭窄和吻合口瘘的发生，而缺点是手术时间长，创伤大，术后容易出现腹泻、营养障碍及贫血等。

7 海军总医院胸外科在治疗食管胃交界部腺癌上，有何创新之处？

近年来，海军总医院胸外科根据下段食管受侵的长度，将食管胃交界部腺癌的手术分为2种。

对于主要侵及下段食管的腺癌，第一种手术（完全胸腹腔镜Ivor-Lewis手术，图4-4）既能完整切除肿瘤、彻底清扫

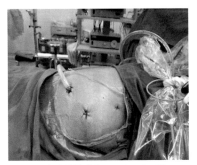

图4-4 胸腹腔镜联合Ivor-Lewis Siewert
Ⅰ型食管胃交界部腺癌切除术

胸腹腔淋巴结，又能完全在胸腹腔镜下完成手术，做到减少创伤、提高术后生存质量。

对于主要侵及腹段食管和近端胃的食管胃交界部腺癌，第二种手术（腹腔镜辅助限制性双通道空肠重建术，图4-5~图4-6）仅用6~8 cm的小切口即可完成手术。而且采用了一种海军总医院胸外科创新设计的新型手术方式，即限制性双通道空肠重建术，通过胃和空肠两个通路维持患者术后的消化功能，既保证了肿瘤的彻底切除，又解决了患者术后营养障碍、反流等问题。相比传统手术方式，患者术后生活质量明显提高。

如果您对于手术及疗效仍然有疑问，请详细咨询主管医生。

8 食管胃交界部腺癌放化疗效果如何？

和其他恶性肿瘤一样，食管胃交界部癌容易发生淋巴结

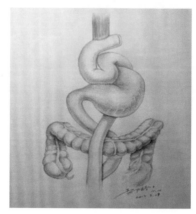

图4-5 腹腔镜辅助根治性近端胃大部切除术后限制性双通道空肠重建术示意图

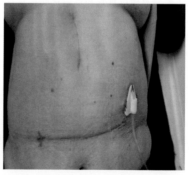

图4-6 腹腔镜辅助根治性近端胃大部切除术后限制性双通道空肠重建术患者图

和远处脏器转移。治疗失败的原因中，80%是由于肿瘤的复发，单纯依赖手术切除这一局部性的治疗手段有时较难获得理想的治疗效果。

海军总医院胸外科参照各大医疗中心的临床经验，并结合科室的临床实践，积极开展术前新辅助化疗、术后辅助化疗、术后同步放化疗、术后放疗等治疗方法，初步显示了良好的治疗效果。

9 除手术、放化疗外，还有哪些治疗食管胃交界部腺癌的方法？

对于食管胃交界部腺癌晚期以及因高龄、全身情况差无法耐受手术和放化疗的患者来说，可以采用姑息性治疗，治疗的目的在于改善营养、提高生活质量。

随着内镜治疗技术的进步，记忆金属支架的出现，对于食管下段梗阻的患者，可以尝试通过食管镜放置支架，撑开狭窄段食管而恢复进食，风险较小；对于肿瘤造成食管严重狭窄致使食管腔完全阻塞、无法置入支架，或者其他原因无法置入支架的病例，可通过胃或空肠造口，给予肠内营养支持，以维持生命。

（李军，龚太乾）

第3节 食管良性疾病的微创外科诊疗

1 食管憩室

1.1 什么是食管憩室?

食管壁的一层或全层从食管腔内向腔外突出,形成与食管腔相通的囊状突起,称为食管憩室。根据发病机制,食管憩室可分为牵引型、膨出型和混合型3种。根据食管憩室的部位,临床上又分为咽食管憩室(位于咽食管连接处,又称为Zenker憩室)、食管中段憩室和膈上憩室。

1.2 食管憩室是否需要手术治疗?

牵引型食管憩室多位于食管中段,憩室腔与食管腔引流通畅,开口宽阔,食物不易在此潴留,因此一般无明显症状,多不需要手术治疗。

而膨出型食管憩室好发于食管上段和下段,与食管腔引流不通畅,容易出现食物潴留,囊袋进行性增大压迫食管造成梗阻,严重者可出现穿孔、出血、溃疡等,因此多需要手术治疗。

1.3 食管憩室手术治疗方法是什么?

对于食管憩室的手术适应证和手术方式,需要综合考虑其成因、形态、位置和临床表现等来具体决定。手术的目的是完整切除憩室囊袋、完整修复食管壁,防治憩室进行性发展导致的并发症。

　　对于咽食管憩室，因病灶主体位于颈部，因此只需经颈部手术即可完成。一般咽食管憩室多位于食管左侧，因此80%的患者可以选择左侧颈部切口，为4~6 cm的斜行切口。

　　食管中段憩室需经胸腔实施手术。海军总医院胸外科目前采取单孔胸腔镜技术实施食管憩室的微创手术治疗。憩室的切除原则与传统开放手术基本相同，但优点是创伤小（2~4 cm切口）、手术时间短、术后恢复快、患者手术体验更加良好。

　　膈上食管憩室多合并有胃食管反流、贲门失弛缓症等，通常为膨出型憩室的患者，海军总医院胸外科采用完全腹腔镜下经食管裂孔切除憩室，可同时实施食管肌层切开，以及附加胃底折叠的各式抗反流手术。

　　食管憩室患者术后当天即可下床活动，术后3天左右即可逐步恢复进食，术后5天可出院。

2　食管烧伤

2.1　什么原因可导致食管烧伤?

　　临床上经常见到食管烧伤的患者，多数是由于吞服腐蚀剂（强酸或强碱）引起。吞服腐蚀剂的原因有许多，在小儿多为误服，常在5岁以上，成人则多为企图自杀而吞服。吞下的液体腐蚀剂，会很快通过食管，因此主要损伤常为食管下段及胃，而固体腐蚀型常导致口腔、咽部及食管上段烧伤。

　　强酸与强碱等造成的食管损伤一般都很严重，可引起食管黏膜糜烂、坏死、穿孔、纵隔炎、中毒性休克，甚至死亡。

2.2 食管烧伤如何救治?

一般治疗:给予静脉输液、镇静、止痛,对于喉和会厌损伤及呼吸困难患者,应立即做气管切开。无论是吞服酸性还是碱性腐蚀剂均可用生理盐水灌洗,应仔细放置胃管,反复多次洗胃,每次注入量不宜太多,以免胃有灼伤时引起穿孔。洗胃后可将胃管保留,用于饲食、维持营养及给予药物,并可起到支撑作用。

有上消化道的广泛坏死、穿孔和严重出血时,患者的病死率甚高,常需要急诊手术治疗。

3 贲门失弛缓症

3.1 什么是贲门失弛缓症?

贲门失弛缓症又称贲门痉挛、巨食管,是由于食管贲门部的神经肌肉功能障碍所致的食管功能障碍,引起食管下端括约肌弛缓不全,食物无法顺利通过而滞留,从而逐渐导致食管张力、蠕动减低及食管扩张的一种疾病。

其主要特征是食管缺乏蠕动,食管下端括约肌高压,对吞咽动作的松弛反应减弱。临床表现为吞咽困难、胸骨后疼痛、食物反流,以及因食物反流误吸入气管所致咳嗽、肺部感染等症状。

3.2 贲门失弛缓症的病因有哪些?

贲门失弛缓症的病因迄今不明。一般认为是神经肌肉功能障碍所致,或与感染、免疫因素有关。

3.3 贲门失弛缓症有哪些表现?

典型的临床症状是间断发作的吞咽困难。尤其是在精神紧张或者焦虑时更容易发作。

食管钡餐X线造影检查可见食管扩张，食管蠕动减弱，食管末端狭窄，呈鸟嘴状，狭窄部黏膜光滑，是贲门失弛缓症患者的典型表现。

胃镜检查可排除器质性狭窄或肿瘤。在内镜下贲门失弛缓症表现特点如下：①大部分患者食管内残留有中到大量的积食，多呈半流质状态覆盖管壁，且黏膜水肿增厚，致使失去正常食管黏膜色泽；②食管体部扩张，并有不同程度扭曲变形；③管壁可呈节段性收缩环，似憩室膨出；④贲门狭窄程度不等，直至完全闭锁时，检查镜不能通过。

应注意的是，有时检查镜身能够通过贲门，且感知阻力不是很明显时，易忽视该病。

3.4 贲门失弛缓症该如何治疗？

保守治疗方法包括药物治疗、扩张治疗等，效果均不理想。

海军总医院胸外科在腹腔镜下实施贲门失弛缓症的微创手术治疗，效果确切且持久，具有效果好、创伤小、恢复快、费用低、美观等优点，患者在术后24~48小时即可下床活动、进食，切口感染等并发症的发生率明显低于开腹手术。患者一般术后7天内完全恢复健康，并可投入正常工作、生活。

4 食管穿孔

4.1 什么原因可导致食管穿孔？

食管穿孔是一种较少见的疾病，根据病因分为损伤性穿孔和特发性食管穿孔两种，前者较多见。损伤性食管穿孔原因依次为食管异物、医源性损伤及腐蚀性损伤。特发性食管穿孔是因为过量饮酒、便秘、分娩、催吐剂、颅脑外伤等引起剧烈呕吐，以及不恰当的吞咽动作等，导致食管内压急剧升高，引起食管壁全层破裂穿孔，多发生在下段食管。

一旦发生食管穿孔，如不及时处理，可引起致死性的纵隔炎、纵隔脓肿和主动脉破裂等严重的并发症，据报道病死率达到10%~40%。

4.2　食管穿孔的表现有哪些？

食管穿孔的临床表现与穿孔原因、位置、深度、时间等有关。常见表现如下：①颈部、胸部及腹部剧烈疼痛，患者为了减轻痛苦，被迫采取某种体位，呈痛苦面容，并伴吞咽困难；②颈部皮下气肿及纵隔气肿，严重时可扩展至颜面和腹股沟；③全身脓毒性感染症状；④纵隔炎及脓肿、脓胸、大血管破裂等严重并发症。

4.3　如何诊断食管穿孔？

当怀疑有食管穿孔时，在进行常规病史问诊和全面体格检查的同时，还需要进行颈、胸、腹部CT和胃镜检查。依靠临床症状、现病史和影像学检查等，食管穿孔的诊断很容易确定。

4.4　食管穿孔如何治疗？

一旦确诊，应积极治疗。患者应该禁食、禁水，给予广谱抗生素治疗和营养支持及生命体征监护，必要时进行颈部、胸腔或纵隔引流。

外科手术对食管穿孔的治疗常常是非常关键的，手术

的目的包括：①清除可能留存的异物和污物；②具备条件的
情况下实施穿孔部位的一期缝合；③充分引流，保持病变区
域相对清洁，必要时还可以进行术后反复冲洗；④修复食管
穿孔伴随的副损伤，比如血管损伤等。除非有绝对手术禁忌
证，在穿孔的急性期和慢性期，均可根据具体情况，采取手
术治疗。

4.5 对于食管穿孔，海军总医院胸外科一般如何治疗？

海军总医院胸外科常规的做法是：①对于颈段食管穿
孔，需要在患侧颈部进行手术，以便于清污、冲洗、修补和
放置引流；②对于胸段食管穿孔，则采用单孔胸腔镜技术实
施手术，手术切口2~4 cm。在海军总医院胸外科就诊治疗的
绝大多数食管穿孔患者都治愈出院。

5 食管裂孔疝

5.1 什么是食管裂孔疝？

食管裂孔疝是指腹腔内脏器通过膈食管裂孔进入胸腔所
致的疾病。食管裂孔疝患者可以无症状或症状轻微，其症状
轻重与疝囊大小、食管炎症的严重程度无关。裂孔疝和反流
性食管炎可同时存在，也可分别存在。本病可发生于任何年
龄，但症状的出现随年龄增长而增多，发病女性多于男性，
比例为1.5：1~3：1。

5.2 食管裂孔疝可由哪些原因引起？

导致食管裂孔疝的可能原因包括：①先天性食管发育不
全；②食管裂孔部位结构肌肉张力减弱；③长期腹腔压力增
高；④手术后裂孔疝；⑤创伤性裂孔疝。

5.3 食管裂孔疝是否需要手术治疗？

绝大多数食管裂孔疝不需要手术治疗，内科药物治疗即可。仅在出现以下情况时才可采取手术治疗：①食管裂孔疝症状较重，包括进食困难、胸闷压迫、烧灼感、吞咽疼痛和频繁呕吐等，经内科治疗无效；②Ⅱ型、Ⅲ型、Ⅳ型食管裂孔疝；③合并有食管溃疡、出血、狭窄等。

5.4 食管裂孔疝手术需要开胸吗？

过去，食管裂孔疝多采取经胸开放式手术，经左胸进行治疗。近年来，微创技术治疗食管裂孔疝已经比较成熟，手术经胸（胸腔镜）或经腹（腹腔镜）均可，依据外科医生的习惯和患者的病情而定。但是，在手术过程中，如果粘连严重或者出现了术中并发症，则应毫不犹豫地延长切口，在开放切口下实施手术。海军总医院胸外科常规实施腹腔镜下食管裂孔疝修补术，同时附加抗反流手术。

6 食管平滑肌瘤

6.1 食管平滑肌瘤是良性肿瘤吗？

食管平滑肌瘤是起源于食管管壁平滑肌细胞的良性肿瘤，是最为常见的食管良性肿瘤，任何年龄均可发病，尤以20~60岁多见，男女发病比例为3:1。食管平滑肌瘤好发部位从高到低依次为胸下段（50%）、胸中段（40%）和胸上段（10%），颈段极少。肿瘤一般多发，形态大小不一。

6.2 食管平滑肌瘤检查手段有哪些？

X线钡餐造影检查、超声内镜、胸部CT等是食管平滑肌瘤诊断的常用方法，有助于评估肿瘤的位置、大小、毗邻关系和形态等特征。

6.3　食管平滑肌瘤如何治疗？

食管平滑肌瘤在以下情况下可进行手术治疗：①体积较大，有明显的临床症状；②与食管癌或间质瘤无法鉴别时；③病变体积较小（1~2 cm），但进行性生长增大，患者年龄不大时，也主张积极采取手术治疗。

海军总医院胸外科采用单孔胸腔镜手术，对食管平滑肌瘤患者实施微创治疗。

7　胃食管反流病

7.1　胃食管反流是如何发生的？

胃食管反流是指胃食管腔因过度接触（或暴露于）胃液（酸）而引起的胃食管反流症状和食管黏膜损伤的疾病。胃液（酸）长期反流损伤食管黏膜，可引起食管黏膜充血、糜烂、水肿甚至穿孔和狭窄。

7.2　胃食管反流病可有哪些临床表现？

胃食管反流病的临床症状包括胸骨后疼痛、烧灼感或吞咽疼痛、反酸、吞咽困难、口苦、咽部疼痛、声音嘶哑以及反复的呼吸系统感染等。

上述这些症状多不具有特异性，因此胃食管反流病的诊断需要在临床症状的基础上，结合X线钡餐造影、内镜检查和食管测压、食管24小时酸度检测等客观资料来综合诊断。这些客观检查的数据对于诊断疾病、评估病情和指导治疗是非常必要的。

7.3 胃食管反流需要手术治疗吗?

海军总医院针对胃食管反流病配备了全面的诊疗设备,胸外科病房内也配备有最新的高清晰度内镜系统。

多数胃食管反流病无需手术治疗,内科治疗即有效。只有出现以下情况时,才可考虑手术治疗:①内科治疗无效;②内科治疗有效,但无法耐受长期服药者;③合并有食管穿孔、狭窄或呼吸系统并发症者。

与传统的开放式手术相比,腹腔镜下实施胃底折叠术更为微创,切口美观且恢复更快,技术已经非常成熟。

(宋伟安)

第4节 食管手术围术期的营养支持诊疗

1 为什么食管癌患者需要进行营养支持?

食管癌是常见的消化道恶性肿瘤，主要表现为进食时梗阻，中晚期食管癌患者多存在食物摄入不足的问题。同时，罹患食管恶性肿瘤后，患者机体营养代谢活跃，加上摄取不足，食管癌患者发生营养不良的风险加大，如不能及时纠正和补充，则会直接导致营养不良，并影响患者的生活质量，降低患者对治疗的耐受性，加速恶性肿瘤进展，危及生命。

2 什么样的患者需要进行营养支持?

为减少或降低手术并发症的发生，促进术后恢复，术前会对患者进行营养风险评估和营养评估。

营养风险评估多采用营养风险筛查表或营养评定量表来进行，评分≥3分的患者，存在营养不良风险。对存在营养不良风险或已经出现营养不良的患者，应积极给予营养支持治疗，在纠正患者营养不良的前提下，积极开展针对肿瘤的各种治疗。

3 术前进行营养支持的方式有哪些?

术前，能进食的患者可采用口服营养治疗；对于进食困难的患者，可采用留置胃管的方法，进行鼻饲或行肠外营养支持。术中，通常会留置中心静脉导管，以便术中及术后补液以及进行肠外营养治疗。有时，术中也会放置空肠造口管或鼻十二指肠营养管，以便术后早期进行肠内营养支持治疗。

空肠造口管是食管癌术后患者常规留置管路。空肠造口管放置过程安全，术后管路护理方便，采用该方式进行肠内营养支持，安全有效，可长期留置，患者不会感到不舒服。

4 术后如何补充营养？

食管癌患者术后有5~7天时间不能进食或不能全量进食，发生吻合口瘘的患者禁食时间更长。为使身体维持正氮平衡（指氮的摄入量超过排出量）状态，促进术后恢复，应给予积极营养支持治疗，除保持正常生理需要量外，应适当增加热量及含蛋白质的营养物质的摄入。一般情况下，术后热量补充量应维持在每千克体重25~30 kcal，可以满足术后恢复需要。在术后48小时禁食期内，无需特殊营养治疗，仅仅给予补液治疗即可；48小时后，患者全身炎症反应逐渐消退，肠道吸收功能基本恢复，此时可使用营养泵进行肠内营养支持（图4-7~图4-8），如营养量不足，可辅助肠外营养补充。

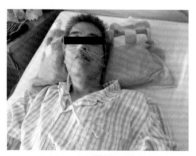

图4-7 鼻肠管行肠内营养支持

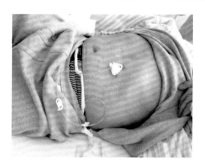

图4-8　空肠穿刺造口管行肠内营养

　　术后3~4天，多数患者可达到完全肠内营养。如术后恢复顺利，在恢复经口进食后，可逐渐减少经空肠造口管肠内营养的补充量，直至完全采用经口肠内营养。

5　出院后还需要补充营养吗？

　　食管癌患者术后1~3个月，经口进食量无法满足正常生理需要，为避免发生营养不良，出院后患者应继续进行家庭营养治疗。可给予经空肠造口管的肠内营养（图4-9），或口服肠内营养补充。

　　对于术后进行辅助放化疗的患者，药物或治疗的不良反应，可能导致出现食量减少、恶心、呕吐、腹胀、便秘等不适症状，存在一定程度上营养不良的风险，因此建议保留空肠造口管至治疗结束，或至进食基本正常，营养不良改善后再考虑拔除。这期间的营养治疗我们建议以肠内营养为主，如果患者出现明显腹胀、恶心、呕吐，可以采用肠外营养治疗快速纠正水、电解质紊乱（图4-10）。

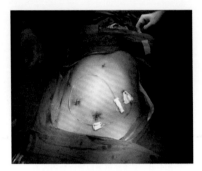

图4-9　留置空肠穿刺造口管

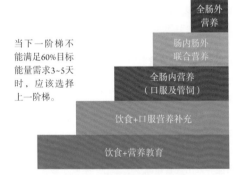

当下一阶梯不
能满足60%目标
能量需求3~5天
时，应该选择
上一阶梯。

全肠外
营养

肠内肠外
联合营养

全肠内营养
（口服及管饲）

饮食+口服营养补充

饮食+营养教育

图4-10　五阶梯营养治疗步骤

（刘军强）

第5章　肺部疾病的单孔胸腔镜微创外科诊疗

肺部疾病的单孔胸腔镜微创外科诊疗是海军总医院胸外科的主要优势技术之一。能够治疗包括肺部小结节、自发性气胸、重度肺气肿、早期肺癌、早中期肺癌、晚期肺癌等肺部疾病。

第1节　肺部结节的微创外科诊疗

1　什么是肺结节？肺结节等于肺癌吗？

肺结节是指直径在3 cm以下、被含气肺组织包绕、边界清楚的圆形或类圆形的、不透X线的肺部阴影，分为单发或多发。

随着高分辨率螺旋CT的普及以及人们对健康体检的重视，越来越多的肺结节被发现。鉴于肺癌仍是当今全球范围内发病率最高、病死率最高的恶性肿瘤，对于这些无意中发现的肺结节，如何进行明确的诊断和治疗是患者最为关心的问题，同时也是目前医学界面临的重要挑战之一。

大多数肺结节在发现时多无特异性临床症状。但是，虽然肺癌早期多表现为肺结节，但是并不是所有的肺结节都是肺癌，也可能是肺部良性肿瘤、炎性病变、淋巴结或者转移瘤。患者一旦体检发现肺部有结节，应当及时到医院就诊，让医生根据结节的影像学特征和患者的病史和家族史等进行初步判断，必要时进一步检查或化验，直至明确或排除肺癌的诊断。

2　什么样的结节比较危险？

高龄，有吸烟史、胸外恶性肿瘤史，结节边缘毛刺、直径大，位于上肺叶等，都是提示其为恶性肿瘤的独立危险因素。但需要明确的是，上述以临床特征和影像学表现为依据的风险评估有其局限性，病理组织学诊断才是肺癌诊断的金标准。

3　如何获取肺结节病理诊断？

目前，肺穿刺活检在临床上应用最为广泛，是进行肺结节病理诊断的主要方法，其优点是创伤小，但是存在假阳性率和假阴性率，而且有发生胸腔或肺出血、肿瘤种植、气栓的风险。

近年来，随着单孔胸腔镜技术的发展，实施肺结节切除的创伤和风险大大降低。通过对肺结节的完整切除，一方面能够获得准确的病理学诊断，另一方面还可以对肺结节实施根治性治疗，即一次微创手术，可达成诊断和治疗两个目标。

4 对于不同大小、不同位置的结节，手术方式有何差别？

对于直径较小、位置较深的肺结节，我们常规采用术前CT引导下Hook-wire（定位导丝针）穿刺定位的方法，在手术前1小时内完成穿刺定位后，直接送患者至手术室，完成单孔胸腔镜肺结节切除手术。

对于较为表浅且对肺脏层胸膜有牵拉、凹陷的肺结节，则无需进行术前CT定位，可直接实施单孔胸腔镜下肺结节切除术。

对于位置较深，直径在2 cm以下的肺结节，可以直接实施单孔胸腔镜下解剖性肺段切除术，或复合肺段切除术。同样可以达到一次手术同时诊断和根治的目的。

5 肺穿刺活检存在一定危险性，那 Hook-wire 穿刺呢？

Hook-wire穿刺更为安全、微创，其与肺穿刺活检的主要区别详见表5-1。

表5-1 肺结节CT引导下Hook-wire穿刺定位与肺穿刺活检的主要区别

	穿刺定位	穿刺活检
穿刺目的	手术定位	获取结节组织
穿刺目标	结节附近	结节内部
穿刺针	带回钩固定功能	带套筒切割功能
穿刺次数	1次	2~4次
穿刺风险	较小	略高

（宋伟安，李学昌）

第2节 单孔胸腔镜
解剖性肺段切除术根治早期肺癌

1 什么是单孔胸腔镜解剖性肺段切除术?

单孔胸腔镜解剖性肺段切除术是近年来在微创肺外科背景下发展起来的一项新技术,是实现肺癌早期诊断和治疗的新方法,已经开始在国内一些大型医疗机构逐步开展。

该技术主要包括2个要素,一是单孔胸腔镜微创外科技术,二是解剖性肺段切除操作技术。临床实践已经表明,单孔胸腔镜技术充分发挥了胸腔镜的微创特点,具有创伤更小、并发症更少、术后恢复更快等优势;而解剖性肺段切除术不但可以使患者获得最佳的诊断和治疗效果,而且最大程度地保留了患者的正常肺组织,使其术后的生活质量大大提高。

因此,单孔胸腔镜解剖性肺段切除术在早期肺癌诊疗方面处于技术发展的前沿,是未来肺癌外科发展的重要方向之一。

2 单孔胸腔镜下解剖性肺段切除术需要具备哪些条件?

解剖性肺段切除术治疗早期肺癌具有严格的指征,海军总医院胸外科实施单孔胸腔镜下解剖性肺段切除术治疗早期肺癌的条件包括:①最大直径在2 cm以下的周围型肺腺癌;②肿瘤实性成分<50%;③肿瘤以伏壁生长型为主;④高龄或合并有严重心肺疾患的患者,无法耐受肺叶切除术。

3 肺段切除术与肺叶切除术有何区别?

解剖性肺段切除术与肺叶切除术的模式类似，即严格循着目标肺段的动脉、静脉及支气管分支进行解剖，并对这些结构进行切割闭合，最后沿段间平面进行目标肺段的切除。在长期生存方面，解剖性肺叶切除术和解剖性肺段切除术之间并无显著差异，但在肺功能保护方面，肺段切除术明显优于肺叶切除术。

（李学昌，宋伟安）

第3节 单孔胸腔镜肺叶切除术根治中早期肺癌

1 中早期肺癌如何治疗？

中早期肺癌涵盖从 Ⅰa~Ⅲa 期的肺癌，是一个相对粗略和通俗的概念。传统上，肺叶切除术+系统性纵隔淋巴结清扫术是肺癌根治的标准术式，主要适用于 Ⅰ~Ⅲa 期的非小细胞肺癌。经过近20年的发展，胸腔镜技术已经成为肺叶切除术的主流方法，越来越为患者所接受，并逐步取代了传统的开放式手术。这主要是缘于胸腔镜技术所具有的微创、清晰、高效和安全的优势。

目前，不同的医疗中心、不同的胸外科专家所采用的胸腔镜技术并不完全相同，在手术切口、手术入路和手术流程等方面各具特色。胸腔镜手术的切口，有四孔法、三孔法、两孔法（单操作孔）和单孔法。其中三孔法和两孔法（单操作孔）是应用最广泛的方法。

2 海军总医院胸外科在中早期肺癌治疗上有何特色？

目前，海军总医院胸外科采用的是单孔法治疗中早期肺癌，只需经一个2~4 cm的切口，即可完成肺叶切除+淋巴结清扫手术。科室每年完成数百例完全胸腔镜下肺切除手术，全部采用单孔电视辅助胸腔镜手术（VATS）方式（图5-1），占全部肺切除手术的95%以上。

事实上，几乎所有开放式手术及传统多孔VATS能够完成的术式，单孔VATS都可以完成，包括：肺楔形切除术、解

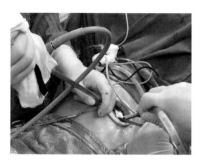

图5-1 单孔胸腔镜手术图

剖性肺叶切除术、解剖性肺段切除术、全肺切除术、肺动脉袖式切除术、支气管袖式切除术、气管及隆凸切除术等。

3 单孔胸腔镜有何优势？

单孔VATS的主要优势包括：①切口小，最大程度地发挥了胸腔镜微创手术治疗的优势；②疼痛轻，只伤及单一肋间，对肋间肌肉及神经的损伤降到最低，术后疼痛轻微；③切口美观，易被患者接受；④术后恢复快，术后当天或者第1天即可下床活动，术后3~5天即可出院；⑤根治性效果与其他术式相当。

（李学昌）

第4节 单孔胸腔镜技术
根治局部晚期非小细胞肺癌

1 晚期肺癌还可以进行手术治疗吗?

即便是晚期的非小细胞肺癌,也存在通过胸腔镜手术进行根治的机会。其中,局部晚期非小细胞肺癌,由于肿瘤位置、大小或范围超出了肺叶的范围,因此无法通过标准的肺叶切除术获得根治,此时需要实施较为复杂或者大范围的切除。袖式切除术和全肺切除术是临床上较为常用的术式。

2 手术可以通过微创方式完成吗?

袖式切除术和心包内全肺切除术较为复杂,技术难度大,要求高,传统上在开放式切口下才能完成,以确保安全和尽量缩短手术时间。但在一些手术量较大、胸腔镜技术水平较为成熟的医院,这些复杂的手术也可以在胸腔镜下完成,以降低手术创伤,有利于患者术后的康复,缩短住院时间,降低医疗费用。

海军总医院胸外科对部分可手术的局部晚期非小细胞肺癌患者,采用单孔胸腔镜下袖式切除术、全肺切除术或心包内全肺切除术,再加以淋巴结清扫术,即可完成根治性治疗。

我们的临床经验表明,单孔胸腔镜下实施袖式切除术或全肺切除术完全可行,而且创伤更小,患者术后恢复更快。

　　但是，实施单孔胸腔镜下复杂手术，必须在术前经过反复论证和讨论，严格把握手术适应证，确保安全和疗效，不打无把握之仗。术中一旦发现手术难以顺利完成，应果断中转开胸，尽量缩短手术时间，及早完成手术。

（李学昌）

第6章 单孔胸腔镜纵隔、胸膜疾病的 微创外科诊疗

第1节 单孔胸腔镜纵隔微创外科诊疗

1 什么是纵隔肿瘤?

纵隔是位于双侧胸膜腔之间的器官、结构和结缔组织等的总称,包含食管、气管、胸腺、心脏和大血管、淋巴结、脂肪等。

发生在纵隔区域内的肿瘤种类繁多,良恶性程度不一,临床表现各异。常见的纵隔肿瘤包括胸腺瘤、畸胎瘤、纵隔囊肿、神经源性肿瘤、淋巴瘤和脂肪瘤等。

2 纵隔肿瘤如何治疗?

除淋巴瘤外,大部分纵隔肿瘤都需要进行外科治疗。

其中,绝大部分纵隔肿瘤都属于直径在10 cm以下、无明显外侵且周围界限清楚的肿瘤,并可通过胸腔镜或者外科机器人等微创技术实施完整切除。

但也有少数肿瘤恶性程度高，或外侵明显，或体积巨大，则无法实施微创手术治疗，需要经开胸或纵劈胸骨等开放式手术进行治疗。

3 机器人手术与胸腔镜手术有何差别？

外科机器人实施纵隔肿瘤切除，具有3D实景术野、操作方便、视野清晰等优点，但是也有价格昂贵、准备过程复杂等缺点。而胸腔镜下实施纵隔肿瘤切除术，不但创伤小、视野清晰、术后恢复快，而且价格低廉，适用于绝大多数纵隔肿瘤的外科治疗。

4 海军总医院胸外科纵隔肿瘤手术有何特色？

胸腔镜下纵隔肿瘤切除术的入路有多种选择，包括三孔入路、两孔（单操作孔＋观察孔）入路、单孔入路、剑突下入路、颈部入路等。海军总医院胸外科目前采用的是单孔胸腔镜技术，只有一个2~5 cm切口，最大可能地发挥了胸腔镜的微创优势，将对患者的创伤降到最低，术后恢复快、疼痛轻、切口美观且术后住院时间短。

5 手术有危险吗？

单孔胸腔镜下纵隔肿瘤切除术的术中并发症主要是术中大血管损伤（上腔静脉、左右无名静脉、胸廓内血管等）和神经损伤（膈神经、喉返神经、交感神经等）。因此术者应对纵隔解剖极为熟悉，对患者病情做到心中有数，在手术过程中保持细致、精准、有条不紊，才能最大程度减少严重并发症的发生。

（宋伟安）

第2节　胸膜疾病的单孔胸腔镜微创诊疗

1　什么是胸膜疾病?

胸膜腔是脏层胸膜和壁层胸膜之间的不规则潜在腔隙。由于胸膜血供及神经丰富,因此许多胸膜或肺的疾病常在胸膜腔内有所表现,并导致患者出现相应的临床症状。

胸腔积液是最为常见的胸膜腔疾患之一,肺、胸壁、膈肌、心脏以及各种全身性疾病均可能引起胸腔积液。

2　胸腔积液如何治疗?

首先,要明确病因,这是临床上处置胸腔积液的难点。目前主要方法是胸腔穿刺进行积液引流,然后收集引流液进行化验和细胞学检查。胸腔穿刺的方法较为简单,创伤较小,经胸腔积液化验和检查,许多病因能够明确。但是,也有许多胸腔积液的病因,单纯通过临床表现、胸部或全身的化验检查无法明确。在这种情况下,就需要进行胸腔镜探查及胸膜活检。

海军总医院胸外科常规采用单孔胸腔镜技术,在全麻条件下,经患侧胸壁做一个2~4 cm的切口,进行胸膜探查,对可疑的组织进行活检,获取的组织较为明确,而且细胞量远多于胸腔积液离心液,因此非常有助于诊断。

在胸膜活检后,还可以实施胸膜摩擦固定、胸腔冲洗和胸腔内药物化学固定等措施,达到控制胸腔积液的治疗目的,一举两得。

3 "脓胸"是什么？该如何治疗？

脓胸是一类特殊的胸腔积液，感染源可能来自于肺、胸壁、纵隔，也可能来自于细菌的血行播散，或腹腔脏器（如肝脏）脓肿的侵袭。脓胸的病原菌，以金黄色葡萄球菌最为常见，也可见溶血性链球菌、肺炎球菌、大肠埃希菌、结核分枝杆菌等。

脓胸的治疗，除了全身抗炎、营养支持、对症治疗等一般治疗外，脓液引流也非常关键。但是，胸腔置管引流往往难以做到彻底引流，且治疗过程漫长，患者身体消耗大、医疗费用高。

传统认为，脓胸是胸腔镜手术的禁忌证。但海军总医院胸外科的经验表明，对于急性和亚急性脓胸患者（这些患者胸膜粘连较为局限，脓液稀薄），可以进行单孔胸腔镜下脓胸廓清术，即进入胸腔，用纱布和持吸引器交替排除脓液。该治疗方式有助于脓液的清除，以及肺组织的复张，且创伤小，治疗彻底，患者恢复快。

（宋伟安）

第7章　胸壁疾病和胸部创伤的外科诊疗

第1节　微创漏斗胸矫治术

1　什么是漏斗胸?

漏斗胸是指胸骨中下部分向内凹陷，其相邻肋软骨也随其凹陷，形成外观似漏斗状的一种先天性胸廓畸形。男性较女性多见，有报道男女发病率之比为4:1。

2　哪些原因可以导致漏斗胸?

漏斗胸的病因较为复杂，可能为生长发育过程中胸骨受到了膈肌的牵拉，逐渐加重而形成，也有学者认为是由于两侧肋骨过度生长，把胸骨向后压导致了漏斗胸的形成，还有研究认为，漏斗胸属于伴性显性遗传（指显性基因在X染色体上的遗传方式）疾病。

3 漏斗胸有什么危害？

由于漏斗胸患者的胸骨压迫心脏和肺，从长远来看会影响到患者的心肺功能，以至于引起其他疾病，也会不同程度影响到患者的学习和社会生活，并且畸形的胸壁会对患者的心理健康产生巨大的影响，因而需要积极矫治。

4 漏斗胸如何治疗？

传统的漏斗胸矫治手术需要在前胸做很长的切口，将胸骨及肋软骨做楔形截骨再成形固定，不但手术创伤很大，还可能存在一定比例的复发及矫形欠缺。

目前海军总医院胸外科采用的微创漏斗胸矫治手术是在胸壁两侧做一个2~3 cm的切口，经此切口在胸腔镜的监视下，把经过调整的适形钢板安全、准确地置入胸骨，以达到抬高胸骨、矫正畸形的目的。微创手术有传统手术无法比拟的优势：美观、伤口小、恢复快、创伤轻，胸骨和肋骨都不需要切断，而且操作时间明显减少。

5 什么样的漏斗胸患者应该进行手术治疗？

漏斗胸影响心肺功能及有精神负担的患者，应该进行手术治疗；漏斗指数>0.2的患者均应手术。手术时机以3~10岁为宜。置入的钢板在2~3年后可经原切口取出。

（尚立群）

第2节　微创鸡胸矫治术

1　什么是鸡胸?

鸡胸是一种常见的胸廓畸形,表现为胸骨向前隆起。一般认为与遗传有关,多数认为是肋骨和肋软骨过度生长造成的,胸骨的畸形继发于肋骨畸形。

2　鸡胸有什么危害? 需要手术治疗吗?

鸡胸导致的畸形,除了会对患者造成精神负担,影响性格以外,对呼吸和循环功能也有一定的影响,因而达到特定程度的鸡胸,需要手术纠正。中到重度鸡胸患者在青春期矫治较为理想。置入的钢板在2~3年后可经原切口取出。

3　鸡胸矫治手术如何进行?

传统的胸肋沉降术需要做肋软骨截骨,如果胸骨畸形严重,也需做胸骨截骨,使胸骨伸展变平,患者所受创伤大,痛苦也比较大,胸壁留有较大瘢痕,影响美观。

微创鸡胸矫治术(沉降术)则是在两侧胸壁做2个2~3 cm的切口,放入钢板,从而将突起的胸壁按照预期的程度压下去,以恢复胸壁的平整。此术式不做胸骨及肋软骨截骨,不切断胸壁肌肉,创伤轻微,患者术后可较快恢复下床活动,矫形效果良好。

(尚立群)

第3节　胸外伤的外科治疗

1　胸外伤分为哪些种类？

近年来，胸部外伤的发生率呈逐渐上升趋势。胸部损伤患者往往病情危急，多合并其他脏器的损伤，病死率较高。重症胸外伤抢救必须争分夺秒地进行。

胸外伤分为：

（1）闭合伤。包括胸壁挫伤、爆震伤、外伤性窒息、多根多处肋骨骨折、气胸、血胸、膈肌破裂等。

（2）开放伤。

1）非穿透伤：胸壁开放伤、胸骨或肋骨骨折；

2）穿透伤：开放性肋骨骨折、开放性气胸（血气胸）、张力性气胸、心包压塞、食管伤、胸腹联合伤及纵隔脏器伤等。

2　哪些严重胸外伤可危及生命？

（1）相邻多根、多处肋骨骨折，导致胸壁软化，形成连枷胸；

（2）张力性气胸；

（3）进行性血气胸；

（4）开放性血气胸；

（5）严重肺挫伤，创伤性湿肺；

（6）气管、支气管裂伤；

（7）心脏大血管伤。

3 胸外伤如何急救？

对于胸外伤要早期诊断、早期处理，尽快明确诊断，查清损伤部位。对于开放性损伤，要封闭开放伤口，保持呼吸道通畅；对于呼吸困难者应进行气管插管，呼吸机辅助通气；对休克患者，抗休克治疗是抢救成功的关键（图7-1）。

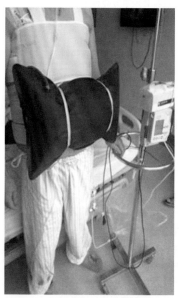

图7-1　海军总医院胸外科的发明专利——胸带，应用于胸外伤患者

4 针对不同种类的胸外伤，治疗上有何区别？

4.1 肋骨骨折

单纯肋骨骨折无反常呼吸者可不做特殊处理；对多根、多处肋骨骨折，甚至形成连枷胸的患者，可采取手术固定骨折部位。

4.2 胸骨骨折

胸骨骨折如无移位可不处理，胸骨骨折如有移位压迫心脏或出现反常呼吸时，可进行胸骨牵引，必要时手术复位。

4.3 气胸

中量以上闭合性气胸可行胸穿抽气或胸腔闭式引流。

张力性气胸急救应争分夺秒。以胸穿排气作为急救措施，接着立即在穿刺处行胸腔闭式引流术。闭式引流术后若仍不断有大量漏气，需尽早开胸或进行胸腔镜探查（图7-2）。

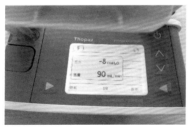

图7-2 海军总医院胸外科数字引流系统

开放性气胸应紧急封闭创口，然后按闭合性气胸原则处理。

4.4 血胸

诊断为血胸的患者，如休克表现明显时应即刻进行手术探查，术中根据损伤情况行血管缝扎、大血管修补等处理，可大大减少凝固性血胸、肺不张及脓胸等并发症的发生。

手术探查指征：①进行性血胸者；②伴有心脏及大血管损伤者；③伴有气管、支气管损伤或食管损伤者；④凝固性血胸伴有胸腔内异物存留者；⑤存在胸腹联合伤，且胸液中有污染者（胆汁、胃液、食物、粪等）。随着微创胸外科的进步，现在的探查手术多数都可以在微创下来完成。海军总医院胸外科目前临床多采用单孔胸腔镜技术进行手术探查，手术损伤小，患者术后可以快速康复。

4.5 气管及支气管创伤

凡气管及支气管损伤诊断明确，即使伤后时间较长，也应手术。肺部无感染，试验肺能复张则可进行手术吻合，否则将行肺叶切除术。

4.6 食管损伤

食管损伤确诊后都需手术探查，12~24小时内可行一期手术修补；超过24小时可行脓胸清理，放置引流管、冲洗管。颈段食管伤裂口大者应进行手术修补，裂口小者可进行引流。

4.7 心脏大血管创伤

对于有心脏大血管创伤的患者，其开胸探查指征：①钝性伤或穿透伤后出现急性心包压塞症状和体征；②心包穿刺抽出积血后，又出现心包压塞症状和体征者；③心包内有血凝块形成，心包穿刺抽除积血失败，心包压塞症状体征无改善者。

（李学昌）

第8章　基于微创的胸部疾病加速康复外科技术

第1节　加速康复外科

1　什么是加速康复外科？

加速康复外科（enhanced recovery after surgery，ERAS）是指围手术期联合多种方法，最大程度减轻患者应激反应，缩短住院时间及加速康复，包括快速通道麻醉、微创技术、最佳镇痛及强有力的术后护理等。这种理念的提出，最主要的目的是减少患者围手术期治疗措施引起的应激反应和并发症，加速患者术后康复。

现在，ERAS的应用逐渐延伸到包括胸外科的各个手术领域，不仅能够减少术后并发症，还能够提高患者术后康复的速度和质量，其核心理念是减少手术患者的围手术期创伤和应激反应，其中，微创外科手术和优化手术镇痛是关键。

2 为什么术后镇痛对于胸外科患者的加速康复非常关键?

胸部手术会引起剧烈疼痛,尤其开胸手术后的疼痛更为严重。手术后的疼痛会影响到患者的呼吸、咳嗽以及下床活动,延缓术后康复,增加手术并发症和病死率风险,因此,胸外科患者手术后的镇痛非常关键。

胸部硬膜外镇痛是开胸术后镇痛的金标准,但有增加术中血流动力学波动及术后硬膜外血肿、截瘫等麻醉并发症发生的风险。

如今,关于胸腔镜手术,特别是单孔胸腔镜手术的术后镇痛,尚无统一的金标准。患者自控镇痛是临床常用的镇痛方法,但阿片类药物的不良反应,限制了患者术后早期下床活动和早期进食等加速康复流程。近年兴起的多模式镇痛,联合应用不同作用机制的镇痛药物和(或)镇痛方法,以期达到充分镇痛,并尽可能减少单一药物和方法的不足及不良反应,可以使围手术期的创伤和应激最小化,减少术后并发症,促进患者术后的加速恢复。

另外,区域阻滞联合非甾体消炎药物(NSAIDs)也可以达到良好的镇痛效果,能够加速术后恢复,改善预后。海军总医院胸外科将肋间神经阻滞联合NSAIDs的多模式镇痛用于胸部术后镇痛,取得了良好的效果。

3 除了术后镇痛,ERAS还有哪些重要内容?

ERAS还包括以下几方面重要内容:①术前宣教,消除患者心理应激,指导患者配合治疗;②术前呼吸道准备及心肺功能锻炼;③对于营养风险评分较高者,早期加强围手术期的营养支持;④术前免管免禁,包括术前不禁食水、不做肠道准备、不留置导尿管及胃管;⑤围手术期类固醇药物的应用；⑥优化麻醉管理；⑦尽量减少术后导尿管、胃管以及引流管的留置；⑧术后早期加强功能康复锻炼；⑨围手术期护理的改善。

4 海军总医院胸外科在 ERAS 方面有哪些特点？

海军总医院胸外科是胸部微创外科手术和ERAS的积极倡导者。科主任、学科带头人龚太乾手术经验丰富，一直在积极推动微创外科手术及ERAS理念的推广。

目前，在海军总医院胸外科接受手术的患者，都是按照ERAS理念进行管理。入院后，主管医生及主管护士会首先对患者进行术前宣教，指导患者配合围手术期治疗；还要进行营养风险评分，对于营养风险评分>2的患者，给予营养支持，包括口服肠内营养及静脉营养支持。患者手术前要戒烟2周，进行心肺功能锻炼及吸氧、雾化、祛痰等呼吸道准备；无需做肠道准备、不留置导尿管及胃管；对于围手术期创伤和应激反应较大的患者，预防性给予类固醇药物，减轻应激反应及其相关并发症。手术前1天晚上8点及手术当天起床后，患者口服碳水化合物；手术后当天或术后第1天早期下床活动。

手术中，优化麻醉管理，包括全麻联合区域神经阻滞、超前镇痛、减少阿片类药物应用、选择非气管插管麻醉、改善体温及液体管理等。对于手术时间短、手术创伤小、术后引流少的患者，尽量减少术后导尿管、胃管以及引流管的留置，术后早期拔除导尿管、胃管及引流管。手术后，早期加强功能康复锻炼，患者返回病房后采取半坐卧位，2小时后可采取坐位，早期主动咳嗽咳痰、促进肺复张；早期主动活动肢体，预防静脉血栓。在围手术期护理方面，整体上会按照ERAS及循证护理理念，采用术前心肺功能锻炼、术后量化式目标锻炼的方法，指导患者早期加强功能康复锻炼。

　　微创外科手术和加速康复外科减少了患者的术后并发症，促进了患者的术后快速康复，目前海军总医院胸外科手术患者大部分均在术后1~7天内出院。其中，手汗症患者大部分在术后1天出院；气胸、肺大泡及纵隔病变患者，大部分在术后3天内出院；肺癌患者，大部分在术后5天内出院；食管癌及食管胃交界部癌患者，大部分在术后7天左右出院。

（查鹏）

第2节 手汗症

1 什么是手汗症?

手汗症在医学上又称之为原发性手汗症,是原发性局部多汗症的一种表现形式,是一种身体部位汗腺过度分泌汗液所致的疾病,常见于儿童或青少年,发病率为2%~5%,具体发病机制不明,有学者认为可能因交感神经系统功能紊乱引起,并具有一定遗传性。

手汗症症状的出现多与气候、季节以及外界温度、情感变化、剧烈活动等诸多因素有关,临床上主要表现为手掌、头面部、腋窝及足底等部位出汗不止,局部皮肤肿胀。反复出汗可能导致皮肤疾病,影响患者正常的生活、学习、工作及社交(图8-1~图8-2)。

2 手汗症有不同级别吗?

原发性手汗症按出汗程度不同可分为轻度、中度、重度三级。轻度:手掌潮湿;中度:手掌出汗时可湿透一只手帕;重度:手掌出汗时呈水滴状。

3 手汗症的治疗方法有哪些?

手汗症治疗分为非手术治疗和手术治疗。非手术治疗方法主要为药物治疗,包括止汗药、胆碱能受体阻滞药、肉毒杆菌毒素等,还有电离子渗透疗法等物理疗法,但非手术治疗远期疗效不佳;手术治疗——切断胸交感神经链是目前治疗原发性手汗症唯一有效且持久的方法。手术适应证包括

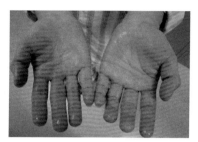

图8-1 手汗症患者术前

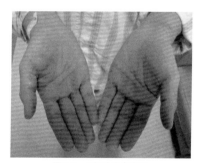

图8-2 手汗症患者术后

明确诊断的中、重度病例，轻度患者不建议考虑手术，小儿接受手术的年龄建议在10岁以上。手术禁忌证为继发性多汗症、严重心动过缓、胸膜粘连、胸膜肥厚和既往胸腔手术史，有神经质者最好不实施手术。

4 手术治疗手汗症的原理是什么？

人体的汗腺受交感神经支配，神经兴奋后腺体分泌才会产生汗液，不同部位的皮肤汗腺受不同的交感神经支配，手汗症属于局灶性多汗，只要去除到达手掌的交感神经就可以达到治疗手汗的目的。支配手掌的交感神经来源于胸部，所以采用胸腔镜微创手术，在特定部位切断胸腔内支配手掌的胸交感神经即可有效治疗手汗症。

胸腔镜交感神经手术是目前治疗手汗症唯一有良好的持久疗效的方法。对于手掌多汗，整体的有效率在95%以上。目前海军总医院胸外科采用单孔胸腔镜技术同时进行双侧交感神经切断术（图8-3），手术损伤小，术后恢复快，治疗效果明显，多数患者术后1天便可出院。

支配手部汗腺的交感神经位于胸腔里面，手术中器械和内镜要进入到胸腔，所以手术需要在全身麻醉下做才最安全。可能存在血气胸、麻醉并发症、心脑血管、霍纳综合征等并发症，但整体而言，它是一个安全性相对较高的微创手术，只要规范操作，上述危险情况及并发症的发生概率还是很低的。

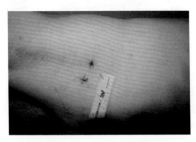

图8-3　手汗症患者手术切口

5 手术治疗手汗症的常见并发症有哪些?

手术治疗手汗症的并发症主要是代偿性躯体多汗,还有个别患者会出现手掌过于干燥,有些患者术后还可能存在胸背部疼痛,手术切口周围麻木感,但都能逐步恢复。现在大多数学者认为单纯T4交感神经切断,能够实现手掌的去交感化并保证疗效,又基本不影响其他部位和脏器,代偿多汗的问题也会明显减轻,甚至在很大程度上消失了。

部分患者在术后1周左右时手突然出汗,几天后自行消失或明显减轻,这叫"术后一过性出汗",还有部分患者在术后出现胸背部、双足出汗较术前增多,但大部分患者症状并不严重。相对双手多汗给患者生活、学习、工作、社交等带来的困扰,多数患者可接受其他部位的代偿性出汗,并不需要特殊治疗。

(文锋)

第3节 原发自发性气胸

1 什么是原发自发性气胸？

原发自发性气胸是由于肺大泡破裂导致的胸腔内积气，多见于快速发育期的青年和少年。肺大泡并不是人体的正常结构，而是肺泡组织异常融合的结果，大小不一，多位于双肺上叶尖部，单发或者多发。

2 原发自发性气胸是怎么形成的？

肺大泡破裂有时有明确的诱因，比如剧烈运动、剧烈咳嗽、气压骤然变化（如坐飞机）等，有时则无明确病因。肺大泡破裂后，气体经肺进入胸膜腔，导致胸膜腔积气，积气量的多少一般与肺大泡裂口大小和发作时间有关，一般为5%~90%不等。

3 原发自发性气胸会造成什么影响？

积气量少、肺压缩比例少时，患者多无明显症状，但当积气量增加、漏气速度较快、肺压缩比例较高时，患者会出现胸痛、胸闷、气短、头晕、心慌等症状，如果发生张力性气胸，患者还会发生休克，伴随出血时会加重上述症状。

胸部X线检查是诊断气胸简单有效的方法，可以对气胸量的多少和范围以及有无出血等作出总体判断。

4 原发自发性气胸常见的治疗方法是什么？

对无明显症状且肺压缩在20%~30%以下的原发自发性气

胸的患者，以密切观察为主，留意患者的症状变化并及时复查胸片，多数可自行吸收好转。对于积气量较多、症状明显或者反复发作的患者，则应考虑积极手术，切除肺大泡，从根本上解决问题。

由于原发自发性气胸手术采用单孔胸腔镜微创操作，技术成熟，手术过程简单，患者多数为既往身体状况良好的青年或者少年，因此非常适合日间手术。在急诊或者门诊完成常规化验及必要的心肺功能检查后，即可安排日间手术。

5 原发自发性气胸的手术是怎么做的？

手术采取喉罩全麻，经患侧第4肋或第5肋间腋中线做1个2~3 cm切口，采用5 mm小口径胸腔镜即可顺利完成手术。手术的关键是全面探查胸腔，找到所有肺大泡，然后对其进行切除，<1 cm的可缝扎。肺大泡切除后试水鼓肺，确保无漏气残余。必要时还可以实施胸膜摩擦固定术。手术一般在30~60分钟内完成，手术后无需放置引流管，也可在前胸第2肋间放置8~10 F猪尾巴引流管。患者清醒后3~4小时无异常即可出院。

（宋伟安）

第9章　达芬奇机器人手术

1　目前，海军总医院胸外科可以完成的机器人手术有哪些？

海军总医院目前引进达芬奇机器人系统（简称机器人，图9-1），已经在普外科、胸外科、泌尿外科和肝胆外科等

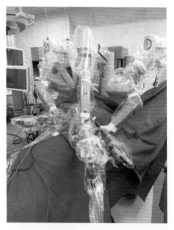

图9-1　海军总医院医院引进的达芬奇机器人

科室分别开展手术。目前胸外科可以完成的机器人手术方式包括：肺叶切除术、肺段切除术、肺大泡切除术、食管癌根治术、前后纵隔肿瘤切除术、全胸腺切除及前纵隔肿瘤切除术、膈肌裂孔修补术、贲门肌层切开术、胃底折叠术及淋巴结清扫术等。

2 从患者获益的角度来讲，机器人手术的优点有哪些？

达芬奇外科手术系统是一种高级机器人平台，其设计理念是通过使用微创的方法，实施复杂的外科手术。其优点有：使手术操作更精确，与腔镜相比，三维视觉可将术野放大10~15倍，使手术精确度大大增加；患者术后恢复快，愈合好，创伤更小，微创手术指征更广，减少了术后疼痛，缩短住院时间，减少出血量及术中的组织创伤和炎性反应导致的术后粘连，增加美容效果，使患者更快投入工作。

3 在医生手术操作方面，机器人手术有哪些优点？

从医生角度来说，手术机器人可增加视野角度，减少局部颤动，机器人"内腕"较腔镜更为灵活，能以不同角度在靶器官周围操作，较人手小，能够在有限狭窄空间工作，使术者在轻松的环境下工作，减少疲劳，精力更集中，同时也减少了参加手术的人员。对医生的有利之处归根到底还是为了患者，比如，机器人提高精确度，防止术者手部颤动使术者精力更集中，手术更完美。另外，机器人手术的学习曲线较腔镜短。

4 与传统微创手术相比，机器人手术的特点是什么？

与传统微创手术系统相比，机器人手术可以有效地滤过人手的自然震颤，提高稳定性，它还拥有光学放大 10~15倍直视下高清三维立体成像系统，图像和操控器械在同一方向，符合自然的手眼协调，可准确地进行切割、止血、缝合等外科基本动作。它由医生控制台、床旁手术机械臂系统及成像系统3部分组成，机器人手术系统是继腔镜手术之后微创手术的又一飞跃。

微创胸外科是当今胸外科的发展趋势，机器人手术操作系统作为微创技术的较高阶段和精准微创技术的代表，体现了术者对精确治疗疾病的不懈追求。机器人手术具有减少误损伤、降低手术并发症、进一步减轻术后疼痛、加速术后快速康复等方面的优势，有较好的发展前景。2018年，海军总医院胸外科在保证和提高现有手术水平基础上开展了更多种类的机器人手术术式。

（龚太乾，王振华）

第10章　科室临床研究和技术推广

第1节　临床研究

1　海军总医院胸外科正在开展哪些研究项目？患者能否参加试验？

海军总医院胸外科近几年更加注重临床研究的发展，先后获批了7项药物和器械的临床研究项目，主要涵盖了以下方向：埃克替尼药物临床试验、新型止血材料的临床使用研究、二野淋巴结清扫与三野淋巴结清扫对食管癌的影响、食管癌术后营养支持通路的研究、单孔胸腔镜手术多模式镇痛的临床研究、抗胃食管反流系统临床试验、家庭营养公益项目。这7项正在进行的临床研究，符合条件的患者都可以参加试验。

2　埃克替尼药物临床试验项目的基本情况？

该试验的全称是"埃克替尼对比标准化疗用于Ⅱ~ⅢA期伴EGFR敏感突变非小细胞肺癌术后辅助治疗的多中心、随机、开放、Ⅲ期临床研究试验"。

符合该试验条件的患者是：患有Ⅱ~ⅢA期伴有EGFR敏感突变非小细胞肺癌，进行根治性肺叶切除术后，需进行辅助化疗。

该试验符合医学伦理要求，已通过了海军总医院临床伦理讨论会批准。所有的治疗方案均符合规范要求，并有利于患者术后生存期的延长，并且患者可以通过试验方提供的费用减免得到一定的经济补偿，同时通过该临床试验可以为今后该类患者术后辅助治疗方案的选择提供依据。在试验过程中充分保护受试者的权益，患者及家属有随时退出试验的权利，欢迎广大符合条件的肺癌患者参加试验。

3 新型止血材料临床使用项目的基本情况如何？

该研究所用止血材料是可吸收（明胶）止血海绵，由100%纯猪源性明胶制成，是无菌空气形成气泡穿过海绵从而形成的均匀多孔的产品。

符合该试验条件的患者是：18~75岁，性别不限；需进行外科手术，在手术中可能需要使用止血器械控制出血；轻度或中度出血/渗血且常规外科技术控制无效或无法进行；受试者能理解试验目的，自愿参加并签署知情同意书。其有效性评价指标包括：主要有效性评价指标——5分钟止血成功率；次要有效性评价指标——有效止血时间。

4 二野淋巴结清扫与三野淋巴结清扫对食管癌影响研究项目的基本情况如何？

食管癌淋巴结转移是术后患者病情进展的主要原因，食管癌淋巴结根据食管位置分为颈野、胸野、腹野，以前采用开放手术，淋巴结清扫困难，无法达到完全的淋巴结清扫。随着微创食管癌手术的推广和普及，三野淋巴结清扫成为可能，而且三野淋巴结清扫并不会增加患者的损伤，但其对食管癌患者的预后影响国内外报道不一，因此海军总医院胸外科在北京市科学技术委员会首都临床特色应用研究和医院新业务新技术研究的支持下设计本试验，比较三野和二野淋巴结清扫对食管癌患者术后生活质量及生存期的影响，为今后制订食管癌的规范化治疗方案提供依据。

该研究主要针对需要进行手术治疗的早、中期胸段食管癌患者，在进行根治性食管癌切除术的同时，会选择不同的淋巴结清扫方式，然后观察患者手术时间、术后并发症及远期效果有无差异。

目前已有30余例患者参与试验，未发生严重的手术并发症及不良反应，两种治疗手段技术成熟，均已在临床广泛应用。

5 食管癌术后营养支持通路研究项目的基本情况如何？

食管癌患者术后进行肠内营养支持治疗是食管癌术后治疗的重要内容，充分、方便的营养支持可促进术后患者的快速康复，早期进行肠内营养支持已成为食管癌术后营养治疗的共识，但食管癌患者因涉及消化道重建，术后可能发生吻合口瘘、胃排空障碍等并发症，早期无法经口或经鼻胃管行肠内营养支持。目前采用的主要喂养通路包括鼻十二指肠管和空肠造口管，两种管路都可在术中留置，但哪种营养支持通路更有利于患者术后康复，目前观点不一。

该研究主要针对食管癌手术患者，术中分别放置鼻十二指肠管和空肠造口管，其他处理相同，术后治疗相同，观察两组患者并发症情况及生活质量、营养状况有无差异。两种治疗手段技术成熟，均已在临床广泛应用，目前已有40多位患者参与试验。

6 单孔胸腔镜手术多模式镇痛临床研究项目的基本情况如何？

多模式镇痛也称为平衡镇痛，是近年来提出的一种新的镇痛观念，其原理是联合应用不同作用机制的镇痛药物和/或镇痛方法，作用于疼痛病理生理机制的不同时相和不同靶位，以达到完美镇痛，并尽可能减少单一药物和方法的不足及不良反应，减弱疼痛及药物对神经、内分泌及免疫系统的影响，维持内环境的相对稳定，减少并发症。

因此，可以从疼痛综合征的病理生理机制出发，将加速康复理念用于单孔胸腔镜肺叶切除手术，减少手术创伤及应激，减轻患者术后疼痛，促进其术后早期恢复，改善其术后生活质量及预后。

该研究主要针对接受单孔胸腔镜肺叶切除术的患者。通过将多模式镇痛用于单孔胸腔镜肺叶切除术，可促进患者术后的快速康复，对患者手术后早期呼吸功能和机体活动恢复以及免疫功能都会产生影响，进而形成单孔胸腔镜肺叶切除术后加速恢复的外科模式，提高患者术后生活质量，改善患者长期预后。

7 抗胃食管反流系统临床试验项目的基本情况？

胃食管反流病是指胃酸过多，不正常地向上反流进入食管甚至口腔，导致食管黏膜受损、出现炎症反应等，引起烧心、反酸、胸骨后疼痛、慢性咳嗽等不适的一种慢性疾病。

目前针对胃食管反流病的药物治疗和手术治疗效果相对

都不太理想，传统的开胸开腹或腔镜下胃底折叠术创伤大，吞咽困难等并发症的发生率和疾病复发率均较高，近年来国外开始应用可复性手术——抗胃食管反流弹力磁力环治疗胃食管反流病的外科治疗取得明显疗效。

海军总医院胸外科作为国内10家参与国产"抗胃食管反流弹力磁力环"的注册临床研究单位之一，现正在进行"抗胃食管反流弹力磁力环"临床试验者的招募，该磁力环由若干颗互相连接的"珠子"组成，珠子包含内部磁力部分和外部钛合金部分，磁体被钛合金全密闭封装。目前认为食管下段括约肌（LES）功能障碍是产生胃食管反流病的一个主要原因，磁力环可通过增强下食管括约肌的压力来提高胃食管连接处抵御胃反流的能力，达到治疗目的。

胃食管反流患者在接受试验器械置入手术后可能的获益包括：LES功能恢复正常、胃食管反流病症状减轻或消失，使用抗反流药物的依赖得以减少或完全停药等。

8　家庭营养公益项目的基本情况如何？

该项目是由中国营养学会临床营养分会和中国抗癌协会肿瘤营养与支持治疗委员会共同发起的"我能"公益项目，旨在提高医学和社会对肿瘤患者，尤其是术后、放化疗、家庭康复阶段的肿瘤营养治疗的重视度，为肿瘤患者及家属提供专业的营养咨询和营养指导的平台，推动肿瘤患者的长期营养治疗，提高患者的生活和生存质量。可以提供在线营养咨询、定期营养指导、营养状况追踪和公益资助等。

（范博士）

第2节　技术推广

近年来，海军总医院胸外科在学术推广方面做了哪些工作？

　　已成功举办了6期微创胸外科手术高级研讨班（图10-1~图10-4）。学习班形式多样，既包括国家级和北京市继续教育项目，也包含高峰论坛、高级研讨班、手术培训，学习班内容涵盖了胸部疾病尤其是胸部肿瘤微创外科的所有领域。客座授课教授来自北京协和医院、中国人民解放军总医院、中国医学科学院肿瘤医院、四川大学华西医院、中国人民解放军海军军医大学、上海市胸科医院、上海交通大学医学院附属新华医院、北京朝阳医院、北京友谊医院等国内顶尖级医院，参会人员数百人次，来自军内外数十家医疗机构。学习班通过理论授课、手术观摩、手术训练等多个环节，使参加人员对胸部微创外科、加速康复流程有了更深刻、更系统的了解，极大地促进了胸部微创外科的普及和推广。

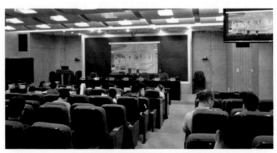

图10-1　第四届微创胸外科手术高级研讨班

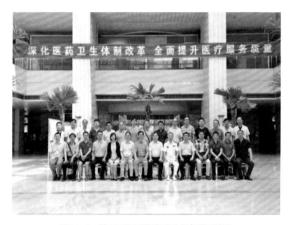

图10-2 第五届微创胸外科手术高级研讨班

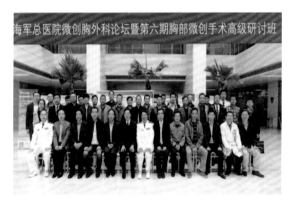

图10-3 第六届微创胸外科手术高级研讨班

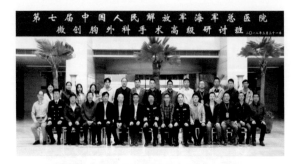

图10-4　第七届微创胸外科手术高级研讨班

（李军）

第三部分

门诊教育

第11章　门诊及挂号信息

患者就诊及挂号信息见表11-1。

表11-1　海军总医院胸外科部分专家门诊出诊表

出诊时间		周一 8:00~12:00	周二 8:00~12:00	周三 8:00~12:00	周四 8:00~12:00	周五 8:00~12:00
出诊专家		龚太乾 主任	宋伟安副 主任医师	龚太乾 主任	停诊	刘军强 主治医师
挂号 费用	军人	免费	免费	免费		免费
	医保	20	20	20		10
	自费	60	60	60		50
出诊地点		门诊二楼外科10诊室				

周一至周五下午为普通门诊，患者挂号后需到外科楼九层胸外科
医生办公室就诊。

（文锋）

第12章 就诊注意事项

1 外地医保患者就诊注意事项

（1）就诊时携带本人身份证、当地医疗机构的转诊单。

（2）请携带与疾病相关的所有检查结果，尤其是X线片、CT以及磁共振成像等检查的影像资料及结果，只携带报告结果无效。

2 异地持卡患者就诊注意事项

（1）就诊时携带本人身份证、医保卡以及当地所需的异地就诊手续。

（2）请携带与疾病相关的所有检查结果，尤其是X线片、CT以及磁共振成像等检查的影像资料及结果，只携带报告结果无效。

3 北京市医保患者就诊注意事项

（1）请携带本人身份证、医保卡就诊。

（2）请携带与疾病相关的所有检查结果，尤其是X线片、CT以及磁共振成像等检查的影像资料及结果，只携带报告结果无效。

4 军人就诊注意事项

（1）请携带所在部队出具的相关手续以及军人保障卡。

（2）请携带与疾病相关的所有检查结果，尤其是X线片、CT以及磁共振成像等检查的影像资料及结果，只携带报告结果无效。

（以上信息仅供参考，均以当地医保报销要求为准）

（王振华）

第13章　常见问题解答

问：得了肺癌、食管癌、肺大泡、胸腺肿瘤，找哪个科室看病？

答：肺癌、食管癌、肺大泡、胸腺肿瘤等是以手术治疗为主的病，应首选胸外科。

问：胸外科主要治疗哪些病？

答：肺癌、肺良性病变、食管癌、食管良性病变、贲门癌、纵隔肿瘤（胸腺瘤、神经源性肿瘤）、肺大泡（自发性气胸）、脓胸、血气胸、乳糜胸、胸腔积液、需要手术的支气管扩张、肺隔离症等。

问：**胸外科治疗肺癌，是做开胸手术吗？手术切口大吗？**

答：目前，全国较好的胸外科以腔镜肺叶或肺段微创手术治疗肺癌为主，开胸手术已然成为过去式。2015年以后，海军总医院胸外科已经由传统开胸手术转为胸腔镜微创手术，常见的有单孔胸腔镜肺叶切除术或肺段切除术，若病变复杂才考虑开胸手术。

问：得了肺癌或体检发现肺结节到医院看病，先去了呼吸内科，放疗科，化疗科或者肿瘤科，他们都要我住院，有的让我输液"消炎"，有的让我做放疗，或者打针化疗，我该怎么办？

答：体检或意外发现肺癌、肺结节、食管癌、肺大泡、胸腺肿瘤等疾病首选胸外科治疗，因为外科手术治疗效果最好，如果失去外科手术治疗机会，再考虑其他放疗、化疗或保守治疗。胸外科医生会根据病情给您进行正确的推荐。

问：得了肺癌只能手术吗？打针吃药可以吗？

答：目前除手术禁忌证外，治疗肺癌的主要原则是以手术为主的综合治疗，打针吃药无法达到根治的目的。

问：胸外科治疗肺癌的手段有哪些？

答：①外科手术治疗（主要手段）；②放射治疗；③化学治疗；④靶向治疗；⑤免疫治疗；⑥中医中药辅助治疗等。

问：治疗肺癌、食管癌或者其他疾病的微创治疗技术是否已经成熟？

答：海军总医院胸外科近两年胸腔镜微创手术量近800台。是北京地区乃至华北地区规模较大、开展业务种类齐全的胸外科微创中心。肿瘤切除彻底，手术创伤小，患者痛苦轻，术后恢复快。

问：已经在外院做了检查，当地医生告诉我无法切除，还有手术机会吗？

答：外科彻底切除是治疗肺癌、食管癌、纵隔肿瘤的最有效方法，"无法切除"多因条件或病情复杂所限，在海军总医院胸外科对符合指征的患者都能进行根治切除。若经过海军总医院胸外科术前检查，如果确实无法手术彻底切除，胸外科医生会结合患者病情微创取病变肺组织做病理分析，依据病理结果实施化疗或者放疗，或者靶向治疗和免疫治疗。

问：肺部手术术前需要做哪些检查？

答： 术前检查应依患者具体情况而定，一般常规检查项目包括：①血尿便常规、肝肾功能、血糖检查；凝血系列；输血全项（包括传染病检查）；血型检测；肿瘤标志物；血气分析；②气管镜、胸部CT（有时需要增强CT）、肺功能、心电图、心脏超声；腹部超声；头颅MRI等。注意：有时依据病情复杂程度需要PET-CT或其他特殊检查。

问：肺部手术术后需要住院多长时间？

答： 一般胸外科手术的术后恢复时间较长，如果术后恢复顺利，3~7天即可恢复出院（具体住院时间依据术后病情而定）。

问：食管手术术后需要住院多长时间？

答： 食管手术相对比较大，术后恢复时间较长，一般如果术后恢复顺利，7~10天即可恢复出院（具体住院时间依据术后病情而定）。

（岳彩迎）

第14章　定期复查要求及注意事项

1　术后检查的目的

术后定期复查目的是为了评价治疗疗效，监测原发肿瘤的复发，关注第二复发癌症的发生。患者可以结合当地的医疗条件和自身情况进行术后复查，复查在当地医院（指外地医院）和手术医院做均可。因无法预判肿瘤什么时候会转移、复发，所以复查的时间和内容都是一般规律，具体复查内容要结合肿瘤的分期早晚和肿瘤分化程度而定。

1.1　肺癌复查时间和内容

肺癌患者门诊复查时间和内容见表14–1。

1.2　食管癌、贲门癌复查时间和内容

食管癌、贲门癌患者门诊复查时间和内容见表14–2。

表14-1 肺癌患者门诊复查表

复查时间	复查的内容
3个月	胸部CT、腹部B超（肝胆胰脾、肾上腺）
6个月	胸部CT、腹部B超（肝胆胰脾、肾上腺）、头颅CT、骨扫描（ECT）、肿瘤标志物
9个月	胸部CT、腹部B超（肝胆胰脾、肾上腺）
12个月	胸部CT、腹部B超（肝胆胰脾、肾上腺）、头颅CT、骨扫描（ECT）、肿瘤标志物
18个月	胸部CT、腹部B超（肝胆胰脾、肾上腺）、头颅CT、骨扫描（ECT）、肿瘤标志物
24个月	胸部CT、腹部B超（肝胆胰脾、肾上腺）、头颅CT、骨扫描（ECT）、肿瘤标志物
30个月	胸部CT、腹部B超（肝胆胰脾、肾上腺）、头颅CT、骨扫描（ECT）、肿瘤标志物
36个月	胸部CT、腹部B超（肝胆胰脾、肾上腺）、头颅CT、骨扫描（ECT）、肿瘤标志物
42个月	胸部CT、腹部B超（肝胆胰脾、肾上腺）、头颅CT、骨扫描（ECT）、肿瘤标志物
48个月	胸部CT、腹部B超（肝胆胰脾、肾上腺）、头颅CT、骨扫描（ECT）、肿瘤标志物
54个月	胸部CT、腹部B超（肝胆胰脾、肾上腺）、头颅CT、骨扫描（ECT）、肿瘤标志物
60个月	胸部CT、腹部B超（肝胆胰脾、肾上腺）、头颅CT、骨扫描（ECT）、肿瘤标志物

表14-2 食管癌患者门诊复查表

复查时间	复查的内容
3个月	胸部CT、腹部B超（肝胆胰脾、腹腔和腹膜后淋巴结）
6个月	胸部CT、腹部B超、上消化道造影、肿瘤标志物
9个月	胸部CT、腹部B超
12个月	胸部CT、腹部B超、胃镜、肿瘤标志物
18个月	胸部CT、腹部B超、上消化道造影、肿瘤标志物
24个月	胸部CT、腹部B超、胃镜、肿瘤标志物
30个月	胸部CT、腹部B超、上消化道造影、肿瘤标志物
36个月	胸部CT、腹部B超、胃镜、肿瘤标志物
42个月	胸部CT、腹部B超、上消化道造影、肿瘤标志物
48个月	胸部CT、腹部B超、胃镜、肿瘤标志物
54个月	胸部CT、腹部B超、上消化道造影、肿瘤标志物
60个月	胸部CT、腹部B超、胃镜、肿瘤标志物

2 对以上表的解释及补充

（1）"复查时间"是指从手术日期算起，满3个月、6个月……依此类推。

（2）复查可在当地医院进行，带检查结果至我院，挂海军总医院胸外科室专家号进行查看；也可以直接至我院门诊复查，复查只能在门诊进行，个别检查需要预约，请自行安排住宿，耐心等待检查。

（3）术后5年以上，一般每年复查1次，内容与每年的检查相同。

3 特殊检查

以上复查内容是一般手术后共同的内容，如果手术有特殊情况，还需进行特殊检查，具体如下：

（1）肿瘤标志物检查最好有术前检查结果的对照，因这项检查比较贵，最好有选择性地查几项。如经济条件一般，除非术前检查有升高的指标，否则也可以不查肿瘤标志物。

（2）头颅CT最好做增强扫描，如经济条件较好，可考虑行头颅MRI检查（增强MRI更佳），如果术前就不能排除有脑转移，建议最好行MRI检查，且检查的间隔时间应缩短。

（3）胸部CT一般做平扫即可，如果手术后结果报告有肺门、纵隔淋巴结转移，肿瘤残留等情况，最好做增强CT扫描。

（4）同样如果术前就不能肯定是否有骨转移，也应密切注意，行骨扫描（ECT）检查的间隔时间应为3个月，一段时间连续观察发现稳定、排除转移后，再延长检查的间隔时间。

（5）如果肿瘤是中心型肺癌，术后有肿瘤残留（支气管切缘阳性）等，应定期行纤维支气管镜检查，以防残端肿瘤复发。

（6）如果食管癌、贲门癌术后病理报告切缘有癌残留，应将上消化道造影和胃镜检查的间隔时间缩短，例如术后3个月就检查1次，以防肿瘤复发。

（7）如术后进行了化疗或放疗，也可结合这两种辅助治疗，在一段时间内，按照化疗科或放疗科医生的复查计划进行治疗。

（东海）

第四部分

住院教育

第15章 病房管理

1 住院办理流程

（1）首先在医院门诊挂号，接诊医生与护士站确认床位后开住院单。

（2）携住院单至外科楼一楼住院处办理入院手续。

（3）至外科楼九楼胸外科护士站办理住院手续。

2 病区管理

（1）腕带：用于识别患者有效身份信息，打印有患者的姓名、ID号、年龄等信息和二维码；护士扫描腕带核对患者的身份后进行相应治疗护理，以保证各项操作的安全。

（2）探视制度：要求每名患者仅能有一位家属陪伴，陪床人员需携带陪床卡进出病区，其余探视人员在工作日的15:00~20:00、节假日的9:00~20:00来病区探视。每周四下午为海军总医院胸外科室医护大查房时间，查房期间不允许探视，陪床人员也需离开病房。

（3）饮食：配餐员根据医生开具的饮食医嘱预订次日的饭菜，患者订餐后用我院的餐票进行支付，餐票办理地点在外科楼一楼住院部。配餐员会在每日的7:00、11:00、17:00将订餐送至病区内，患者需自备餐具打饭。

（4）作息时间：病房午休时间为12:00~14:00，晚间熄灯时间为21:00，护士会在20:00打开陪床椅，次日早晨7:00整理好陪床椅。每日7:30、17:00科室主任带领医生们进行查房，8:30、17:30护士长带领护士进行查房。

（5）病房管理制度：一经办理入院手续之后，患者不得私自外出。如果患者无故外出，将视为自动出院。

每日起床后，患者需将自己床单位和个人物品收拾整齐，以方便护理人员整理病房。患者的生活垃圾应自行放置在污物电梯间或开水间的生活垃圾桶内，不要堆放在病房。更换下来的旧病号服，丢至污物电梯间的蓝色袋子里。每位患者的床头及卫生间都有呼叫器，有事可以按呼叫器呼叫护士。如需咨询病情诊治，可到医生办公室与主管医生沟通。外出检查时，请将贵重物品随身携带，以免丢失。患者需准备一双防滑拖鞋，禁止穿一次性拖鞋，以防摔倒（每日洗澡时间为18:00~20:00）。物品需摆放整齐，桌面上只摆放暖瓶、水杯、卫生纸，其余物品收到衣柜里，并将洗后衣服晾晒到卫生间。病区24小时提供饮用热水。严禁使用大功率电器。

3　住院须知

为共同营造一个温馨、舒适、诚信的就医环境，请仔细阅读本须知，以便尽快了解海军总医院胸外科相关规定，共同配合我们的工作。住院注意事项如下：

（1）住院期间应遵守医院的规章制度，听从医护人员指导，密切配合医务人员的治疗和护理，妥善保管好医院开具的各种票据。

（2）为了保证您的休息和治疗，请您的家属和朋友每日在15:00~20:00探视，陪护人员应服从医护人员管理。

（3）为保持病房安静，确保您的休息，请您自觉遵守作息时间（早晨6:00起床，中午12:00~14:00午休，熄灯时间为21:00），在查房及治疗时间请不要离开病房。住院期间禁止外出，否则后果自负。

（4）住院期间除必须的生活用品外，其他物品不准带入病房，贵重物品请妥善保管，以免被盗。

（5）为预防交叉感染，请您不要随意去其他病房走动，未经许可不要进入治疗室、换药室、处置室等医疗场所，禁止私自翻阅病历及其他医疗记录。

4　检查须知

各项检查均需预约，感谢您的耐心配合。

（1）心电图。

地点：外科楼一层心电图室。

注意事项：携带检查申请单，如有特殊情况责任护士会另行告知。

（2）胸片。

地点：外科楼地下一层CT室。

注意事项：

1）携带检查申请单至外科楼地下一层CT室拍胸片。

2）节假日请携带检查申请单至门诊一层放射科拍胸片。如有特殊情况责任护士会另行告知。

（3）超声。

地点：外科楼一层超声科或门诊三层超声科。

注意事项：

1）超声检查当日，请到超声科分诊台，告知护士患者姓名和ID，取号待检，无需携带检查申请单。

2）责任护士会提前一天告知，特殊部位超声检查需空腹、憋尿，请牢记检查时间，准时赴检。

（4）CT/增强CT。

地点：外科楼地下一层CT室。

注意事项：

1）责任护士会提前一天告知，CT检查需携带申请单，请牢记检查时间准时赴检。

2）增强CT检查前需禁食、水6小时，检查时携带检查用药和检查用物。

（5）肺功能检查。

地点：门诊三层肺功能室或本科室。

注意事项：

1）在门诊三楼肺功能室做检查，责任护士会前一天告知。检查时携带检查申请单。

2）海军总医院胸外科肺功能检查即在本病区内进行。

（6）MRI（磁共振成像）。

地点：内科楼一层核医学科。

注意事项：

1）该检查预约时间较长，核磁室会临时电话通知护士站，请您得到责任护士告知后携带备药（钆喷酸葡胺15 mL），及时赴检。

2）一旦错过检查时间需重新预约。

（7）骨扫描。

地点：内科楼一层核医学科。

注意事项：

1）预约时间较长，特殊情况拒检请提前与主管医生沟通，该检查一旦药物配置完毕药费不可退。

2）责任护士会在检查前一日告知，请牢记约单时间，准时赴检。

（8）胃镜/肠镜。

地点：门诊三楼胃肠镜室。

注意事项：

1）胃镜需在检查前12小时禁食、水；肠镜检查前需做相关的肠道准备，具体准备事项责任护士会提前告知。

2）普通胃肠镜检查时携带检查单、生理盐水、利多卡因胶浆。

3）无痛胃肠镜检查时，携带检查单、生理盐水、利多卡因胶浆、丙泊酚中长链脂肪乳。

（9）造影。

地点：门诊一层放射科。

注意事项：

1）携带检查单、造影剂。

2）手术后的造影检查由主管医生陪同前往。

（10）纤维支气管镜。

地点：内科楼八层呼吸科病房气管镜室或本科室。

注意事项：

1）检查前需行硫酸阿托品注射液0.5 mg皮下注射。

2）呼吸科做气管镜检查时需携带检查申请单、CT片及检查用药。

3）海军总医院胸外科室行气管镜检查时医生会提前通知患者并做相关检查前准备。

（谭晓骏，赵志菲，谷金玲）

第16章 手术前功能锻炼及宣教

肺炎、肺不张和急性呼吸功能衰竭是胸部手术后常见的并发症和死亡原因。有效的功能训练可改善患者肺功能，增加呼吸肌力，促进肺膨胀，减少术后并发症的发生。

1 制定术前肺功能锻炼计划

术前对患者进行全面的身体检查，主要测定肺功能情况。在测定肺功能前对患者详细介绍测定方法，嘱咐患者不能使用呼吸兴奋药物，对患者的检查结果进行评估，预计可能会发生的肺部并发症并且做好相对应的计划。

2 呼吸锻炼

患者取坐位，指导患者进行深度、慢速的吸气训练，持续吸气6~10秒钟，而后缓慢呼气，重复以上步骤，每次15分钟，每日3次。呼吸锻炼可以让胸廓反复扩张，形成胸内负压，肺泡在负压作用下膨胀，促进气体交换。

3 咳嗽训练

鼓励患者咳嗽可以有效清除呼吸道分泌物，对于患者预后有重要意义。术后患者会因为胸部疼痛而不敢咳嗽，因此要在术前进行咳嗽训练，让患者掌握术后有效咳嗽的技巧。让患者吸气屏住呼吸，此时禁闭声门，抬高膈肌后胸内压增加，收缩肋间肌后咳嗽，此时声门突然打开冲击痰液，呼吸道分泌物得到清理。

4 腹式呼吸训练

由于手术创口疼痛、胸带包扎等原因，术后胸部呼吸将受到限制，应指导患者掌握腹式呼吸要领，吸气后放松腹肌，呼气后收缩腹肌，如此反复即可。

5 体能锻炼

每天让患者散步50米，慢跑50米；原地蹲起运动每日3次；连续上下楼梯3层，每日3次；以上运动以患者不感到疲劳，最高心率不超过120次/min为宜。

另外海军总医院胸外科室根据患者情况，制定了量化式目标功能锻炼，将术前和术后的功能锻炼均赋予一个值，再进行量化，这样能提高患者的主动性和依从性，也大大降低了术后并发症的发生。主要的做法如下。

术前量化式目标锻炼：

（1）爬楼梯。

活动量主要取决于患者的耐受程度，以患者微出汗为度，每日3~6次。

（2）深呼吸、咳嗽。

每日练习咳嗽和深呼吸各6次，每次10~15分钟。

（3）肺功能训练（呼吸功能训练器、吹气球）。

每日3次，每次5~10分钟。

（王倩，张静文）

第17章　各种导管宣教及注意事项

1　吸氧管

术后两天内持续鼻导管吸氧3 L/min（或遵医嘱按需吸氧）。请勿在病房内使用明火，注意用氧安全。

2　颈部引流管

颈部引流管用于食管手术后，主要用于引流颈部切口的皮下积气积液。一般术后2~3天，引流液颜色变浅、量少于20 mL后由医生拔除。在此期间务必固定妥善，不可自行拔除（图17-1）。

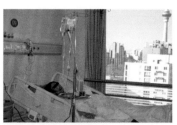

图17-1　海军总医院胸外科实施微创食管切除术后的患者

3　胃管

用于食管（贲门）术后，引流胃肠道的气体及胃液，减轻吻合口的张力，促进吻合口愈合。一般术后5~7天、胃肠功能恢复（即肛门排气，患者自解大便）、上消化道造影无消化道瘘、患者尝试饮水及进食流食无明显异常后，由医生拔除。在此期间务必固定妥善固定，不可自行拔除。

4　中心静脉置管

患者术后所有抗感染、化痰、营养、保护胃黏膜的药物都由此输入体内，一般于出院前一天拔除，留置期间要妥善固定。

5　胸腔引流管

目的是为了引流胸腔内的积气、积液，恢复胸腔内的负压状态，有利于肺扩张，还有利于发现早期胸膜腔术后出血等并发症。留置期间不可自行拔除。术后胸液颜色变浅、无渗血倾向、胸腔内无积气积液、胸片提示肺膨胀良好时，即可由医生拔除胸管（图17-2）。

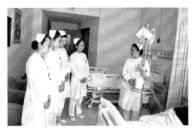

图17-2　主管护师谷金玲在讲解管道护理

6 空肠造口管

用于食管（贲门）术后，由于患者手术后不能经口进食，空肠造口管可将营养液直接送入空肠，这样既可以满足患者的营养需求，又可以避免术后吻合口瘘的发生。建议术后保留3~6个月（图17-3）。

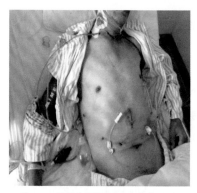

图17-3 微创食管切除术患者管道展示图

7 导尿管

由于手术后患者身体比较虚弱及手术需要，需留置导尿管。留置导尿管期间患者会有疼痛、尿频等不适感，术后1~2天后即可拔除导尿管。导尿管拔除后，无禁食、水要求的患者可适当多饮水，以便尿液更好排出。

（张静文）

第18章 肺部手术健康宣教

1 卧位

手术当天患者返回病房后需去枕平卧，患者完全清醒后可垫枕头，并逐步摇高床头至半坐卧位，以患者舒适为宜，便于胸液引出，防止胸液反流。

2 目标性功能训练

（1）下肢活动：手术当日起给予患者双下肢气压循环护理，每日2次，预防下肢静脉血栓；同时家属可帮助患者按摩双下肢，患者双脚可行背屈、跖屈运动；术后第1天在床上活动双下肢每次5分钟，术后第2天增加至每次10分钟，术后第3天增加至每次15分钟，直至出院，床上活动双下肢次数均为每日6次（图18-1）。

（2）清理呼吸道：手术当天患者完全清醒后即可行雾化吸入治疗，雾化治疗后协助患者有效咳嗽咳痰；术后第1天起雾化后给予患者叩背（或使用排痰仪），协助咳嗽咳痰，直至胸片提示肺已完全复张。同时术后患者可佩戴海军总医院胸外科室研发的专利——充气式多功能胸带，该胸

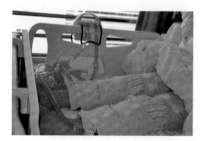

图18-1 正在行下肢气压驱动的术后患者

带可帮助患者减轻咳嗽时腹压增加带来的疼痛，牢固固定胸廓，不易松动，预防引流管脱出（图18-2）。

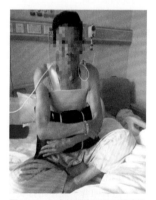

图18-2 正在使用海军总医院胸外科拥有专利权的胸带进行咳嗽训练的患者

（3）下床活动：术后第1天每次活动10分钟，术后第2天增加至每次20分钟，术后第3天增加至每次30分钟，下床活动次数均为每日6次。患者下床活动时佩戴海军总医院胸外科室研发的充气式多功能胸带，可牢固固定胸廓，还可以悬挂引流袋，同时气囊内为氧气，可以随时进行氧气吸入。

3　饮食指导

肺部手术的患者，术后6小时后可试饮水，无不适可进食半流食，以面片汤、粥、鸡蛋羹等易消化的食物为主，术后第1天即可过渡到普食，少量多餐。严禁烟酒及辛辣刺激食物，注意加强营养，多进食高蛋白、高热量、高维生素的食物。

注意：

（1）患者第一次下床活动时需由责任护士协助，妥善固定各管道后才可活动；

（2）陪床人员和患者在病房行走时注意地面情况，防止跌倒或碰倒引流箱；

（3）患者变换体位时，应防止过分牵拉引流管，以防脱出。

（4）下床活动或床上变换体位时引流箱、瓶、袋请勿高于伤口，防止引流液逆流引起胸腔感染。

（陶莎，王振华）

第19章　食管手术健康宣教

1　卧位

手术当天患者返回病房后需去枕平卧，待完全清醒后垫枕头并逐步摇高床头，以患者舒适为宜。若患者无不适，6小时内将床头摇高至半坐卧位，有利于切口引流。

2　目标性功能训练

（1）双下肢活动：手术当日起给予患者双下肢气压循环护理，每日2次，预防下肢静脉血栓；同时家属可帮助患者按摩双下肢，患者双脚可行背屈、跖屈运动；术后第1天在床上活动双下肢，每次5分钟，术后第2天增加至每次10分钟，术后第3天增加至每次15分钟，直至出院。床上活动双下肢均为6次/天（图19-1）。

（2）清理呼吸道：手术当天患者完全清醒后即可行雾化吸入治疗，雾化治疗后协助患者有效咳嗽咳痰；术后第1天起雾化治疗后给予患者叩背（或使用排痰仪），协助患者咳嗽咳痰，每天4次或6次，直至胸片提示肺已完全复张。同时术后患者可佩戴海军总医院胸外科室研发的专利：充气式多功能胸带，该胸带可帮助患者减轻咳嗽时腹

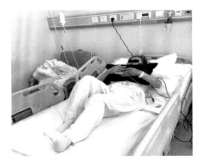

图19-1　微创食管术后患者在床上活动双下肢

压增加带来的疼痛，牢固固定胸廓，不易松动，预防引流管脱出（图19-2）。

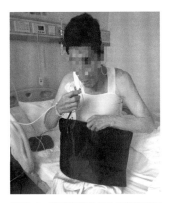

图19-2　微创食管手术后患者使用充气式多功能胸带进行呼吸功能锻炼

（3）下床活动：食管术后第1天下床活动5分钟，术后第2天增加至每次10分钟，术后第3天增加至每次15分钟直至出院。每日活动次数为6次。病房地面有相应的数字标识（图19-3），每个标识之间的距离是1米，患者活动时记录下自己行走的路程，便于责任护士统计患者的日活动总量是否达标，以上所标注的下床活动时间均应根据患者耐受程度来做出相应调节。患者下床活动时佩戴海军总医院胸外科室研发的充气式多功能胸带，可牢固固定胸廓，还可以悬挂引流袋，同时气囊内为氧气，可以随时进行氧气吸入。

（3）饮食指导：食管术后患者由于留置胃管需要禁食水5~7天，直至排气、排便后方可拔除胃管，进食时间医生会根据造影结果及恢复状况来定。留置胃管期间，责任护士会协助患者使用复方氯己定漱口液进行口腔护理。可以进食后的顺序为饮水—清流食—全流食—半流食—软食，详见第20章"食管术后饮食指导"。

（4）导管：患者手术后一般会带有吸氧管、胃管、颈

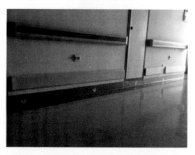

图19-3　海军总医院胸外科病房走廊内的活动量数字贴

部引流管、中心静脉置管、胸腔闭式引流管、空肠造口管、导尿管等导管。由于管路较多，患者在改变体位及下床活动时要妥善固定各管路，防止脱出。具体各种导管的注意事项见第17章"各种导管宣教及注意事项"。

（王萍，张静文）

第20章 食管术后饮食指导

第1节 住院期间饮食指导

患者手术后的进食顺序：饮水—清流食—全流食—半流食—软食。

1 饮水

先试饮水，一般以温开水为宜，水温不可过高，以免损伤食管黏膜，一次饮水量约20 mL，即药杯的2/3，隔1~2小时喝1次，注意观察有无恶心、呕吐、咳嗽等不适症状。

2 清流食

医嘱改为清流食时，护士联系清流食堂预订清流食，由配餐员送至病区。一次进食量约50 mL，相当于一次性杯子的1/3，少量多次饮用，每隔2~3小时喝1次，一天内喝完。清流食物还有无渣果汁、过滤的蔬菜汁和肉汤等，每次50~

100 mL，每日8餐左右。

3 全流食

饮食改为全流食后，可以选择易消化的饮食，如：藕粉、芝麻糊、蒸蛋、小米粥、鱼汤、鸡汤、排骨汤等，每次100~150 mL，每天6~8餐，少量多餐。

4 半流食

以面片汤、粥、烂面条等为主食，适量添加菜叶子、肉沫（需剁碎），可将菜叶、肉沫拌在稀饭里。每天补充新鲜果汁（水果榨汁）。进食量逐步递增，每次200~250 mL，每天6餐左右，少量多餐。

5 软食

较软的米饭、馒头、较烂的易消化菜品等都可以进食。每次300~350 mL，每天6餐。

注意：每次更换饮食时，责任护士或者主管医生会提前告知您。饮食宜清淡易消化，少量多餐，一次不可进食过饱，不能躺着进食，严禁烟酒及辛辣刺激食物，应尽量避免进食生、冷、干硬、带刺的食物，减少对食道的刺激。进食后保持坐位或轻度活动20~30分钟，以防食物反流。注意加强营养，多进食高蛋白、高热量、高维生素的食物。

（张静文，王振华）

第2节 出院后饮食指导

食管手术患者出院后的营养非常重要,首先要平衡膳食,选择营养价值高的食物,如鸡蛋、牛奶、瘦肉、豆腐等优质蛋白的食物及多种新鲜蔬菜;其次是增加餐次,准备一些健康零食,如酸奶、水果等;再者食物应清淡、细软、好消化,避免粗硬、刺激性、油腻、热性的食物;最后如果饮食摄入不足,可以通过口服肠内营养制剂来补充营养。食管手术患者饮食需要注意以下几点:

(1)每次进食后半小时内需适当走动和活动,方可卧床;晚上睡前两小时停止进食。

(2)食管手术后1个月可进食普食,为了避免吻合口狭窄,可以适当进食饭团、馒头等块状食物,将吻合口扩充开,避免长期进食软和流食导致吻合口狭窄。

(3)出院后的食管手术患者如果胃食管反流较严重,可以适当口服药物控制反流;晚上睡觉时适当垫高枕头,避免夜间反流。

(4)留置空肠造口管出院的患者,坚持家庭营养支持。尤其是经口进食量少、营养补充不足的患者,有必要进行家庭肠内营养治疗,维持机体对营养的需要量,增强免疫力,避免营养不良的发生。

(王丽娇,张静文)

第五部分

出院教育

第21章　出院指导

各位患者：

　　您好，很高兴您可以康复出院了！具体出院办理流程如下：

　　（1）外地医保：请您携带住院期间所有的押金条、诊断证明书到内科楼一楼核算室结算。如有出院带药，核算完后拿药方去同层楼的药房取药。如需复印病历，在门诊地下一层病案室，需携带患者身份证及委托书前往办理病历邮寄，委托书在入院时的粉红色信封袋中，您也可以选择10个工作日之后来院自行复印。

　　（2）北京医保：您出院时如有出院带药，可直接去病房领取，出院3个工作日后来我院核算室结账。

　　（3）公费和自费：您的核算方法同外地医保。

　　（4）异地持卡：您的核算方法同北京市医保患者。

　　（5）办理时间：若是当日出院，请在当日的14:30以后前往核算室办理；若是明日出院，请于当日的14:30以后或明晨8:00以后前往核算室办理。请您合理安排离院时间！

　　出院后您还需要注意以下几点：

　　（1）注意保暖：预防感冒，预防呼吸道感染，加强体质锻炼，增强机体抵抗力，避免到公共场所等人多聚集处。

（2）饮食指导：戒烟戒酒，尽量避免进食辛辣生冷刺激性食物，注意增加营养，多进食高蛋白、高维生素、高热量的饮食。食管术后患者一次进食不要过饱，不能躺着进食，进食后需保持坐位或者活动20~30分钟，以防食物反流及其他不适。

（3）活动休息情况：生活应保持规律，出院后视病情进行活动，活动量逐渐增加，不宜过大，多做患侧肢体上抬、外展运动，以防废用综合征。根据自己的耐受程度逐渐增加活动量，术后3个月内避免剧烈活动和重体力劳动，避免使用患侧上肢拎、搬、提重物，3~6个月后可逐渐恢复正常的工作和生活，但应劳逸结合，以身体能够耐受为宜。

（4）伤口管理：拆线后应保持伤口周围清洁、干燥，伤口纱布撤除后应穿全棉内衣，避免摩擦伤口，同时观察切口是否有红、肿、热、痛感，有异常及时就医，避免搔抓伤口。

（王萍，张静文）

第22章　肺部手术出院指导（含肺癌）

1　心理调节

经过外科手术等治疗措施，肺癌是有可能治愈的，您对自己的病情及治疗期间的不适反应要有正确的认识，务必保持乐观开朗的情绪，坚信自己一定能战胜疾病。只有调节好心态、树立信心、积极配合治疗，才能调动身体内部的抗病机制，消极悲观的情绪对康复是非常不利的。

2　饮食

维持正常饮食，各种食品要清淡、新鲜、富有营养、易于消化的食物都可以吃，不吃或少吃辛辣刺激的食物，严禁吸烟饮酒。

3　呼吸道管理

重视呼吸道的保养，注意气候冷暖变化，尽量避免感冒。如果发生上呼吸道感染，应及时就医用药，彻底治疗，以免发生肺炎。不要在空气污浊的场所停留，避免吸入二手烟。

4　缓解不适

如果您还有一些刺激性咳嗽，您不必紧张，因为肺切除后，支气管残端在愈合过程中可能会引起咳嗽。您要注意有痰一定要及时咳出来。如果痰较为黏稠，您可以服用一些祛痰药物，如沐舒坦等；如果咳嗽较为严重影响您休息，您可以服用一些镇咳药物，如复方甘草合剂等。如果您感觉手术伤口有针刺样疼痛和麻木感，与手术时切断了胸壁的神经有关，您要有耐心，数月后，这种不适感才会慢慢消退，如果夜间疼痛难忍，影响睡眠，可口服止痛药物。

5　随访

您应坚持长期定期随访，这是非常重要的。术后两年内每3个月复查1次，之后每半年复查1次，至第5年后可延长至每年复查1次。医生会给您复查胸片、胸部CT、腹部B超等，根据需要还可能行全身骨扫描、颅脑磁共振成像等其他检查。

6　化疗

如果您需要接受术后化疗，一般于术后3~4周开始。化疗引起的不良反应因人而异，您不必过分担心。化疗一般3周1次，共4~6次。每次化疗前应验血查白细胞和肝、肾功能，若骨髓抑制较重或肝肾功能异常，则应暂时中止化疗，化疗期间每周复查血常规，观察白细胞、血小板。

7　放疗

如果医生告诉您术后需要接受放疗，您应听从放疗科医生的安排，一般于术后3~4周开始，疗程需要2~6周时间。

8 中药

您可以在放疗、化疗的同时服用中药，包括中成药和中草药。建议您在有经验的中医师的指导下用药，不要随便服用一些所谓的秘方或偏方，以免受到不良反应的危害。请您注意，所谓中药没有不良反应的说法是完全错误的。必要时，您也可以在医生的指导下应用一些免疫调节药物和生物制品如干扰素等，以增强您机体内的抗癌机制。

9 滋补

您可以服用一些保健品来加快恢复，提高免疫力，减轻放疗、化疗的不良反应。但请您注意，目前保健品市场较为混乱，请您不要轻信一些不法厂商的不实宣传，警惕上当受骗。如果您需要服用某些保健品，最好事先征求一下医生的意见。

10 工作

因手术创伤较大，术后常辅以化疗或放疗，需要一段时间的休养和恢复，待这些治疗结束，再休息2~3个月，可视体质情况逐步恢复工作，一般可以胜任除较重体力劳动以外的任何工作。

（岳彩迎）

第23章　食管手术出院指导
（含食管癌）

1　心理调节

经过外科手术等治疗措施，食管癌、贲门癌是完全有可能治愈的，因此您对自己的病情和治疗期间的不良反应要有正确的认识，务必保持乐观开朗的情绪，坚信自己一定能够战胜疾病。只有调整心态、树立信心，积极配合治疗，才能调动身体内部的抗病机制，消极悲观对康复是非常不利的。

2　饮食

出院后可继续半流质饮食，如大米粥、小米粥、鸡蛋羹、面条、疙瘩汤等，逐渐由稀变稠，术后1个月左右可过渡到软食乃至正常饮食。注意少食多餐，根据需要每天可进餐5~8顿，进食时要细嚼慢咽。不需忌口，各种食物，只要是清淡、新鲜、富于营养、易于消化的都可以吃。不吃辛辣刺激的食物，绝对禁烟酒。

3　体位

饭后不要马上平卧，可适当散步约30分钟后再睡觉，睡前两小时停止进食，睡觉时可将上半身垫高30°，尽量朝向手术的一侧睡觉。

4 缓解不适

如果您有反酸、易饱胀、呛咳等不适感，您不必紧张，因为切除了贲门，加上胃肠排空功能减弱，所以胃肠内的食物和胃液有时会反流到食管，引起不适，经过上述的饮食和体位的调整措施后，一般可以缓解，如仍不能缓解，您可以服用一些药物如奥美拉唑、多潘立酮等加以控制。如果您有腹泻症状，往往与手术后胃肠功能紊乱有关，除了注意食物要清洁以外，应避免进食油腻食物，以免加重腹泻症状，经过饮食调理后，如仍不能控制腹泻，可服用一些止泻药物。

5 随访

您应坚持长期定期随访。术后两年内每3个月复查1次，之后每半年复查1次，至第5年后可延长至每年复查1次。医生会给您复查胸片、胸部CT、腹部B超等，根据需要还可能行全身骨扫描、磁共振成像等其他检查。

6 化疗

如果您需要接受术后化疗，一般于术后3~4周开始。化疗的不良反应因人而异，您不必过分担心。化疗一般3周1次，共4~6次，根据病情不同，化疗次数也不同。每次化疗前应验血查白细胞和肝、肾功能，若骨髓抑制较重或肝肾功能异常，则应暂时中止化疗，化疗期间每周复查血常规，观察白细胞、血小板。

7 放疗

如果医生建议您接受放疗，您应听从放疗科医生的安排，一般于术后3~4周开始，疗程需要2~6周时间。

8 中药

您可以在放、化疗的同时服用中药，包括中成药和中草药。建议您在有经验的中医师的指导下用药，不要随便服用一些所谓的秘方或偏方，以免不良反应的危害。请您注意，所谓中药没有不良反应的说法是完全错误的。必要时，您也可以在医生的指导下应用一些免疫调节药物和生物制品如干扰素等，以增强您机体内的抗癌机制。

9 滋补

您可以服用一些保健品来加快恢复，提高免疫力，减轻放、化疗的不良反应。但请您注意，目前保健品市场较为混乱，请您不要轻信一些不法厂商的不实宣传，警惕上当受骗。如果您需要服用某些保健品，最好事先征求一下医生的意见。

10 工作

因手术创伤较大，术后常辅以化疗或放疗，需要一段时间的休养和恢复，待这些治疗结束，再休息2~3个月，可视体质情况逐步恢复工作，一般可以胜任除较重体力劳动以外的任何工作。

（岳彩迎）

第24章　家庭营养

　　肿瘤患者因疾病的长期消耗和进食困难，机体易出现营养不良状况，尤其是食管肿瘤的患者，在就诊时常已出现明显的营养不良。而对于接受手术的患者，由于手术导致消化道解剖的改变、手术创伤及胃肠功能障碍等因素，使得患者营养状况进一步恶化，直接降低患者对手术的耐受能力并增加术后并发症的发生率。近年来由于对营养治疗的不断重视，海军总医院胸外科开展了家庭营养教育，主要是针对肿瘤手术后的患者，尤其是对食管肿瘤的患者进行出院后的后续营养指导，由专人负责，定期在科室开患者宣教课以及提供面对面指导，帮助需要家庭营养的患者完成后续治疗。

　　肠内营养（enteral nutrition，EN）指经胃肠道提供代谢需要的营养物质及其各种营养素的营养支持方式。肠内营养的优点有：保证输注速度；减少患者的腹胀、腹泻；提高输注质量，促进营养的吸收；改善肠道的功能，提高患者对营养液的耐受性；有利于血糖的控制。家庭营养是指在住院期间行肠内营养的患者，出院回家后继续行肠内营养治疗，也就是以家庭的方式继续为肠道提供营养。海军总医院胸外科提供家庭用营养泵，操作简单，携带方便，在患者及家属出院之前，会有专人进行用泵培训和指导。

肠内营养适应证：对接受2~3个月及以上肠内营养支持或长期采用经皮内镜下空肠造口术（PEG）进行营养治疗的患者推荐使用输注泵优于重力滴注。肠内营养液黏度较高、需严格控制输注速度，输注大剂量、高渗透压的营养液时，家庭肠内营养支持时，均推荐使用输注泵。危重及重大手术后患者在刚开始接受肠内营养时，推荐使用肠内营养泵，在肠道适应期，推荐选用间歇重力滴注或推注法。肠内营养泵采用专科专人负责的集中管理模式。

肠内营养输注注意事项：浓度从低到高；容量从少到多；速度从慢到快；温度37 ℃~40 ℃；保证营养液及营养泵管的清洁度。

海军总医院胸外科营养指导的具体方式有：

（1）营养授课：由科室医生或者主管护师负责营养授课，每周四中午通过幻灯片的方式向患者及家属讲解营养的重要性（图24-1）。

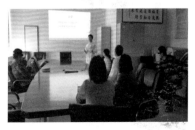

图24-1　海军总医院胸外科主管护师兼国家二级营养师向患者家属授课

（2）微信营养群：建立胸外科患者微信营养群，由专人管理该群，每天会在群里发送营养相关的知识，供患者及家属学习。接受家庭营养的患者（图24-2）及家属有问题均可随时在群里提问、沟通、讨论。

（3）面对面指导：对于家庭营养的患者在出院前进行面对面的指导，直到患者及家属学会使用家庭营养泵。

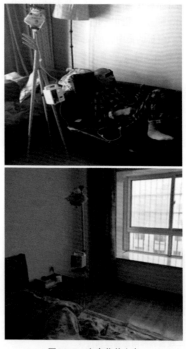

图24-2　家庭营养患者

（4）电话随访：专人负责，每月随访一次。

海军总医院胸外科2018年又荣幸被评选为"全国规范化肿瘤营养治疗示范病房"，我们将更规范地为肿瘤患者提供临床营养指导以及家庭营养的后续指导（图24-3）。

总之，营养不良不仅增加肿瘤的发生风险，也影响患者的治疗效果及生活质量。营养治疗是肿瘤综合治疗的重要组成部分，肿瘤患者应早期进行自我营养筛查，发现营养风险及时向营养师或医生寻求帮助。

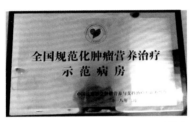

图24-3　海军总医院胸外科荣获中国抗癌协会颁发的营养示范病房称号

（王振华）

第25章　空肠造口管的维护和使用

（1）向患者解释应用肠内营养液的种类、输注方法以及可能出现的并发症，使其具有一定的心理准备；介绍肠内营养的优点及成功病例，增强患者的信心，使其主动配合；及时处理患者在肠内营养过程中的不适，减轻患者的心理负担，增加安全感。

1）妥善固定空肠造口管，防止滑脱。定时检查腹壁上是否固定牢固，在管道进入腹壁处作标记，以识别是否移位，避免管道扭曲、折叠、受压。意识障碍及躁狂的患者应使用约束带固定，以免自行拔出导管。患者翻身、下床活动或外出检查时，应用手将其扶住，防止营养管滑脱。向患者及家属做好全面宣教工作，积极配合给予肠内营养。

2）保持造口管通畅，防止堵塞，每次注入前用20~30 mL生理盐水或温开水冲洗管道，持续输注时每4小时冲洗管道一次，注意禁止通过管道注入颗粒性药物，以防止管道堵塞。造口管堵塞时，应先查明原因，排除导管本身的因素后用生理盐水或温开水加压冲洗和负压抽吸交替进行，或将胰酶溶于温水后注入能有效疏通导管。

3）严格无菌操作，重视营养管道及器具的消毒清洁工作，要求按静脉输液标准操作，尽量避免污染，防止胃肠道感染。

4）注意滴注营养液要低浓度、小剂量，保证匀速滴入，逐渐增加速度，灌注饮食期间密切观察患者有无腹痛、腹泻、恶心、呕吐等症状。临床实践表明，连续输注营养液吸收效果较间歇性输注好，患者胃肠道不良反应少，营养支持效果好。

5）做好记录：每日记录灌注食物的种类、总量及时间，并计算总热量。

6）空肠造口管腹壁外端敷料每隔2天更换1次。

7）每日清洗造口周围皮肤2次，观察造口周围有无红肿、发热及胃内容物渗漏，保持周围皮肤干燥清洁，防止感染。

8）采用多头腹带保护腹部切口，减少腹部张力，减轻疼痛和防止腹部切口裂开，有利于促进伤口愈合。

（2）做好口腔护理以防真菌感染，每日2~3次清洁口腔，同时检查口腔有无破溃，防止口炎性腹泻或感染。

（3）注入营养液时应协助患者取半坐卧位，抬高床头30°~45°，注入完后30分钟内，患者需保持此体位。输注营养液期间应鼓励患者根据病情多活动，促进肠蠕动，增加肠道血流量，有利于营养液的吸收和能量的转换及储存，促进肠道功能的恢复。

（4）营养液应现配现用，使用时间不超过24小时，注意维持温度在38 ℃左右。造口管末端每日输注完毕后用聚维酮碘（碘伏）消毒，再用无菌纱布包好，防止污染。营养液打开后，在室温下保存不超过6小时，在冰箱内（0 ℃~3 ℃）一般不超过24小时。

（王倩）

第26章　随访

随访是指医院对曾在医院就诊的患者以通信或其他方式，进行定期了解患者病情变化和指导患者康复的一种观察方法。通过随访可以提高服务水平，同时方便医生对患者进行跟踪观察，掌握第一手资料以进行统计分析，积累经验，同时也有利于医学科研工作的开展和医务工作者业务水平的提高，从而更好地为患者服务。海军总医院胸外科室的随访方式主要有以下几种，并且安排专人进行随访。

（1）门诊随访：患者通过门诊就诊进行随访，由出诊医生完成。

（2）电话随访：建立患者随访名单，定期对海军总医院胸外科出院患者进行随访。初次随访为手术后1个月以内，第二次随访为术后3个月，此后每3个月电话随访1次。

（3）由固定随访人员完成。

（王振华）

第六部分

患者心路

第27章 一个让人备感温暖又踏实的科室

1 导语

医院为患者的诊断和治疗提供"一切往前赶"的条件，做到让"手术宜早不宜迟"；不管手术难易，只要还有一丝机会，医生就为患者提供规范的治疗；医护共同为患者提供悉心的全程管理——这些都是决定患者能否顺利接受治疗及康复的重要因素。事实上，在北京这样的全国患者集中地，能坚持做到这些，并不容易。然而，这些恰恰是海军总医院的特色，胸外科患者们给这个团队贴上的标签是：温暖，又让人踏实。

在这里，还有一个"特殊"现象——一些别的医院"收不了"的患者常常会慕名而来。比如，在某三甲医院两次被推进手术室却又被推出来的患者（因为高龄、身体基础疾病多造成手术难度大）；当地医院觉得食管癌的肿瘤范围太大，做不了手术的患者……

2 "肿瘤，容不得耽误！"

肺癌、食管癌，甚至一些需要手术治疗的胸壁肿瘤，在老百姓眼里，都算得上"大病"，就是"晴天霹雳"，尤其是拿到一纸"恶性肿瘤判决书"时。诚然，恶性肿瘤发病率逐年升高，越来越多的人群不得不面对这一让全世界医生都倍感棘手的"敌人"。尤其是在我国，因很多肿瘤发现时即已是晚期，诊断和治疗的速度往往需要跟时间赛跑，患者、家属心中只有一个念头，那就是尽快找到理想的医疗资源，尽快接受治疗。

65岁的李伯伯是山东人，在老家种着十几亩地，还经营着一个养猪场，日常劳动强度大，不过饮食、营养方面的条件不错，平时身体还算健康。2017年11月，李伯伯感冒引起咳嗽，持续20多天仍未减轻，于是在当地镇医院做了胸部CT，发现了直径大约3 cm的"阴影"。当时医生的建议是："估计有肿瘤，建议到上级医院进一步检查。"因听曾经在海军总医院看过病的朋友说海军总医院胸外科治这个病不错，全家人在考虑医疗条件和经济等多方面因素以后，从作决定到收拾行李，抵达海军总医院，仅用了3天时间。

来到海军总医院当天，医生就给他安排了住院，开始全面检查身体。李伯伯的女婿说："知道得病后，岳父经常会自己偷偷哭，他心理压力很大，其实我们压力也不小。虽然北京也有其他能治这个病的医院，甚至还有肿瘤专科医院，但是一打听基本上都要排1个月的队，最后还可能住不进去，当时又特别害怕肿瘤会迅速恶化，所以全家坚定地选择了海军总医院。结果真的是丝毫没有耽误，我们觉得特别幸运。"

主刀的副主任医师宋伟安说："病理结果出来之前，单从形态上已经可以基本判断是恶性肿瘤，必须尽快把恶性肿瘤切掉，手术宜早不宜迟。所以住院仅1周，我们就给患者安排了手术。"

还有一位来自东北的刘大爷，65岁，因感觉从口腔到胃有灼烧感，2017年10月，独自到县医院检查，医生却对他病情的描述有点儿"含糊其辞"，这让刘大爷的心里更"发毛"。于是他又去了当地三甲医院做病理检查，基本确定是癌症，医生当时给的治疗方案是开胸手术。"得了癌症"的消息如同晴天霹雳一样，还未等病理结果出来，全家人就决定到北京治疗。然而，在北京辗转几家医院后，都被拒之门外，原因是刘大爷的手术难度大，且合并了多种基础疾病——5年前做过心脏瓣膜置换术，现在全身组织水肿明显，伴糖尿病，而这些又都是导致术后并发症发生率高的高危因素。

最后，海军总医院胸外科收他住院，1周内就完成了术前的身体检查及药物调整等准备工作，2017年11月7日进行了手术——胸腹腔镜联合食管癌根治术+低位胸导管结扎术+胃食管左颈吻合术+空肠造口术。"那时候，我一心希望尽快做完手术，感觉只有手术做完了心里才会踏实一些"，刘大爷说。

根据海军总医院胸外科的统计，这里的患者，有的是来自海军体系的亲朋好友，有的是由于周围其他医院床位紧张，短期内住不进去，最后选择了海军总医院，还有一部分是来自全国各地其他医院不愿意接收的疑难患者，患者手术难度大、高龄甚至合并多种基础疾病（图27-1）。

3 "技术，信得过！"

某军首长，60岁，在2017年4月的一次全身例行体检时发现食管上有"白斑"，同年9月做胃镜时意外发现"食道情况不好"，进一步病理检查结果为"不排除早癌"，最终在北京某大型综合性医院明确诊断为早期食管鳞癌。也许是因为这位首长的手术复杂、难度高，术后并发症的发生率会

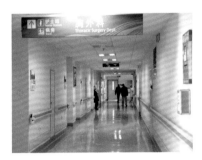

图27-1 海军总医院胸外科宽敞明亮的病房通道

高，该医院最终未予接收。首长考虑再三，决定选择海军总医院胸外科。

食管癌手术需要消化道重建，都是"大手术"，尤其上段食管鳞癌患者，现在的手术方式通常会首选颈部吻合，但这样做的结果就是极易出现颈部吻合口瘘，故有的医院不太愿意接收这类疑难病例。据海军总医院胸外科主任龚太乾介绍，海军总医院胸外科对于食管鳞癌手术，在理念上与其他医院有所不同——开展的是胸腹腔镜联合和颈部吻合。胸腹腔镜联合的手术方式，不仅可以减小创伤，而且能让肿瘤切除更彻底，也便于进行颈部淋巴结清扫，此外，在"直视"的手术视野下进行颈部吻合更安全、快捷。针对吻合口瘘采取充分的预防措施：放纵隔引流管、进行空肠造口给予肠内营养、密切观察并放置胃管，也就是说通过"预置三管"，能够保证即使出现颈部吻合口瘘，也不至于出现严重后果，经过一段时间的处理后，患者都能顺利恢复。目前，海军总医院胸外科处理了很多类似的病例，经验丰富，能将术后颈部吻合口瘘的发生率控制在8%左右。

　　首长的手术非常成功。他说："食管全切后用1/3的胃重建了食管，只保留了1/3的管状胃。我觉得，海军总医院胸外科是能够开展一些高难度手术的，是信得过的科室。"采访时这位首长已是术后3个多月，恢复状态良好，已能够跟正常人一样，一日三餐，每顿都可以吃一碗饭。

　　"通过这次自己的亲身体验，我认为海军总医院胸外科的未来大有发展，'不仅能够治病救人，还能救治很多疑难、危重症的患者'的这个品牌要宣传，这并非刻意宣扬，而是不放弃任何一次希望，海军总医院胸外科靠自己的实力已经把这个品牌'闯出来了'。"对于海军总医院的医术水准，首长非常认可。

　　同样患有食管癌的刘大爷也对自己选择了海军总医院胸外科表示了庆幸之情："我觉得，来海军总医院做胸腹腔镜联合的微创手术是对的。因为我5年前开过一次胸了，要是再开一次，会吃不消的。"

　　年仅30多岁的杜先生是早期肺癌患者。"这个科室的医生给人的感觉是自信又踏实"，杜先生的妻子王女士说，"医生手术前的判断全面、准确。术前，主任就说了有几种可能：腺瘤样增生、原位腺癌、微浸润腺癌和浸润性腺癌，最可能是早期腺癌，术后病理显示的确是右肺伏壁生长型腺癌，实际病理结果就是腺癌。"

　　龚太乾主任和宋伟安医生都强调说，海军总医院胸外科的原则是：一方面，不论患者病情如何，作为医生，都要想办法给他们解决问题，不会轻易"推走"患者；另一方面，在专业技术上海军总医院跟其他医院基本没有大的差距，而且床位充足。

　　副主任医师尚立群还介绍，除了肺癌、食管癌，海军总医院胸外科目前还能进行胸壁外科的一些高难度手术。胸外科的医生们纷纷表示："但凡还有机会，我们都会为患者提供治疗的机会，也希望患者能够抓住机会，因为除了胸外科，海军总医院作为综合医院，还有其他兄弟科室的支持作为后盾。"

为了便于执行和记忆，保证诊疗的规范性，海军总医院胸外科还制定了一些自己的原则，例如龚太乾主任提出的"术前八项"——术前要常规对患者的心、肺、脑、肝、肾、血、体质、营养进行评估。为了更好地了解患者，为其制定个体化的诊疗方案，龚主任强调一定要充分沟通，全面了解患者的情况——心态、家庭成员情况、民族、宗教信仰等，因为"医学不是单纯的数字化就能解决问题的，还需要有很多人文的因素在其中"。

4 "世界上竟有这样的医生？！"

大约1年前，杜先生的妻子王女士就曾找龚主任看过自己肺部的陈旧性病变。在门诊上，主任当即就给出了明确的临床意见——现在你没事儿，但属于高危人群，等40岁以后再进行规律肺癌筛查，这让她很吃惊，"在医患关系这么紧张的时下，竟有医生敢如此直接"。然而，也恰恰是主任给出的明确意见让她心里很踏实，充满感激，因为这让她免去了"每月不拍CT担心病情变化、拍又怕辐射太大"的纠结心理，自此对海军总医院胸外科留下了很好的印象。

2017年9月，杜先生因感冒引起了咳嗽，治疗半年仍不见效，后做胸部CT发现"有一个阴影（直径有6 mm大小）"，观察4个月后仍未消失。王女士说："家人有得肺癌去世的，所以我有心理阴影，我爱人还年轻，以后还有很长的人生路要走。虽然肿瘤比较小，可做（手术）可观察，但是我们选择积极治疗。没见过这么快就能安排手术的医院！一周内完成了门诊、住院、手术的全过程。手术做完了就像快刀斩乱麻，心里就踏实了。后来，术中冷冻病理结果为右上肺伏壁生长型腺癌，现在还没敢告诉我爱人。"

杜先生的手术结束时，天色已晚。已经在手术台上站了五六个小时的龚主任，依然耐心地跟王女士解释着术中怎么切的、从哪儿切到哪儿、切下来肿瘤的形态……这让悬着一颗心的王女士备受感动："其实，因为家里亲戚有当外科医生的，我们特别理解他们一天有多累。而我又属于比较啰嗦的家属，没病都可能会把医生问烦的那种人。但不论何时，对于我的问题，龚主任都解释得非常清楚。这里的其他医生也都是这样，不厌其烦，什么时候问，不管问什么问题，他们都会详细地解释，问多少遍，也都会这样做。而且还挺幽默，我们紧张的情绪也一下子放松下来，他们让人感觉特别踏实。"

不仅是王女士，"细心、认真、耐心"是所有受访患者及家属对这个团队的一致评价。手术做完以后，主管医生每天上班后的第一件事就是去病房巡查一遍，主动询问患者术后有什么反应，哪里不舒服、吃的药怎么样、安排的伙食如何、营养能否跟得上……事无巨细，面面俱到。如果患者反馈有哪里不舒服，他们也都会把可能的原因解释清楚，让患者及家属安心。

手术前，不乏有的家属想偷偷给医生塞红包。在海军总医院胸外科，遇到这种情况，有时医生会直接"骂"回去，有时为了让家属安心，术前暂时收下，手术结束会立即原封不动地奉还。"这真的让人非常吃惊——世界上竟有这样的医生！"曾尝试过给医生塞红包的患者家属难以置信地说。

李伯伯术后5天出院回到山东老家，要继续接受化疗，这期间，主刀的宋伟安医生每隔几天都会电话回访一次。有次回访刚好赶上李伯伯感冒，轻微发烧，宋医生非常耐心地指导了乡村医生如何治疗和用药。李伯伯女婿说："讲得非常细致、耐心，安排合理，让我们很感动。并且，一开始医生们就会为我们的经济负担考虑，尽量在不影响疗效的情况下，为我们制定比较经济的治疗方案。"对此，宋医生作了进一步解释："术后回访是我们的常规。李伯刚做完大手术，又是冬天，如果赶上感冒处理不好，可能会出现肺部感染的危险情况。这会直接影响手术的疗效，可不能大意。"

5　"竟有如此温暖的护士和病房！"

"以前，我也曾经去一些大医院看望过患者，但是海军总医院的医生和护士真是超乎了我的想象。对于家属来说，家人得了大病，他们会很着急、心理压力也会很大，但是在病房医生和护士的悉心治疗和关怀下，让我们觉得非常踏实又充满信心。"李伯伯的女婿说。近两年，李伯伯亲眼目睹了村里有七八个乡邻得癌症去世，当得知自己也得了癌症后，来海军总医院之前，时常自己偷偷地哭，但是，现在术后的精神状态好多了。女婿说："也都是海军总医院胸外科医生们给他的信心，岳父觉得他们医术高超，医护都让他感觉很温暖，在这里看病觉得很踏实。"

"这里护士的态度都特别好，会喊年长的患者'爷爷、大爷'，真的很少见到有护士这样亲切地称呼自己。感觉护士们是在'哄'着患者，就像是自己的孙女、闺女伺候在床边一样，让人有种不是在住院的错觉。"李伯伯的女婿和刘大爷都这样表示。

有次，李伯伯的引流液不小心流到病号服上了。"只要喊一声护士，她们就会立即到病房给换衣服，而且会先帮忙擦干净，然后再换上一套干净的衣服。有次我们一天就换了

3套衣服，同病房的患者有时也一天换了几套，但护士们一点儿脾气都没有，态度特别好。"

这里的医护人员不仅态度和善，而且还特别设身处地地为患者着想。跟杜先生一起刚做完手术的患者，都被安排在护士站附近的2人间病房。这已成为海军总医院胸外科不成文的规定——因为要让这些患者能在最短的时间内找到护士和拥有安静的休息环境。"完全没有想到他们会为患者想得这么周到"，杜先生的爱人王女士说。

"拔管（术后胸腹腔积液引流管）的时候疼吗？"（图27-2）"不疼"，杜先生说，"完全不是以前在有的医院见到的大粗管子，要早知道是这样的手术，我早就不会纠结了，以前看到术后的大管子就打怵。"目前，海军总医院胸外科用的引流管只比喝酸奶的细吸管稍微粗一些，并且跟伤口间固定得严丝合缝，就像"吸铁石"一样粘在上面，走路也不会晃动，不会疼。

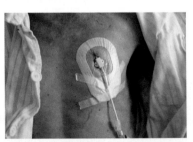

图27-2　海军总医院胸外科患者术后的引流管

6　患者积极配合是"保护伞"

在海军总医院胸外科的病房里，几乎所有术后的患者都会特别主动地咳嗽，连老爷爷、老奶奶们都能使劲地咳嗽。护士长谭晓骏说："手术后，只要患者意识清醒了，就应该及时咳嗽。一旦患者术后不敢咳嗽，甚至不会咳嗽了，我们一天会多去看几次，一方面是想尽办法鼓励患者咳嗽，另一方面也会采取一些必要的辅助措施来帮助他们咳嗽。"

刘大爷说："术后咳嗽的确很疼，但我之前做过心脏开胸手术，知道咳嗽的重要性，疼也得尽量克服。"

"我也知道疼，但强忍着也要下床走动，不然术后可能会有粘连，这可不是闹着玩儿的。应该听医生的，坚持术后的活动和锻炼。手术都熬过来了，术后更要积极配合医生。病治不治得好，不能光依靠医生的技术，还要看病理类型和手术难度。养不养得好、恢复得怎样，更要看自己的心态。"首长毫无保留地分享了自己的体会，"我一直有一个信念——我的病是医生治疗的，而不是别人（家属、朋友等），所以我绝对听医生的。绝对不掺假、不带水分地执行医生的要求。"

刘大爷也表示赞同："得听医生的，要积极配合医生的治疗，不能自作聪明。我觉得，既然选择了在海军总医院治疗，就不能再天南海北地折腾，那样反而会耽误病情。"

对于患者积极配合的重要性，谭护士长进行了特别强调："其实我们平时说的'患者依从性'就是这些，可不能小看这个，这可一点儿不比手术的重要性弱。像所有要接受胸部肿瘤手术的患者，术前呼吸道管理最重要。肺癌患者术后最重要的3件事是睡觉、吃饭、咳嗽。食管癌患者术后除了要注意休息和咳嗽，还要注意饮食一定遵从医护人员的安排。"

医生也希望，对于一些术前、术后要求和注意事项，患者都能做好配合，因为这对于预防和减少术后并发症很有帮助。例如，之所以要求术后陪床的家属要格外重视患者管道的管理，像引流管、导尿管、营养管、胃管、胸腔引流管及监护设备等，是因为曾经有过管子不小心脱落的情况发生，而护士反复强调要"严格遵从1名患者只能有1位家属陪床的原则"，也是出于减少术后感染的发生及保证患者休息的考虑。

7 尾声

在海军总医院胸外科，六七十岁的患者随处可见，甚至还有80多岁的患者，这也体现了这个科室收治患者时的原则——年龄不是放弃治疗的主要原因。术后，患者们会推着输液车，绕着安静、明朗的病房楼道遛弯儿。他们看上去气色红润，并且很乐于同病友分享看病体会。"一片祥和"是整个科室给来者留下的直接印象。

致谢

感谢海军总医院胸外科龚太乾、尚立群、宋伟安、王振华、谭晓骏为本次采访提供的帮助和支持。

采访编辑：王仁芳，AME Publishing Company

成文编辑：王仁芳、廖莉莉，AME Publishing Company

附录：常用沟通联络方式汇总

（1）邻克医生是一款专为医生和患者服务的手机App，在每位主治医生的工作台上都有一个二维码，患者扫码后完成注册，建立自己的病历，完善注册信息，即可随时随地和医生取得联系。

（2）海总家庭营养微信群：本群是为家庭营养的患者建立的联系方式，所以在家行肠内营养的患者及家属，出院前扫描进群，家庭营养期间有问题可以随时在群里提问。

（3）海总胸外科微信公众号：公众号为"E微创胸外"，患者出院前可以关注此公众号，我们会定期更新胸外科相关疾病知识，方便患者在家阅读。

电话：海总胸外科医生办公室电话：010-66951396；护士站电话：010-66951398。如有需求，随时拨打电话。

（王振华）